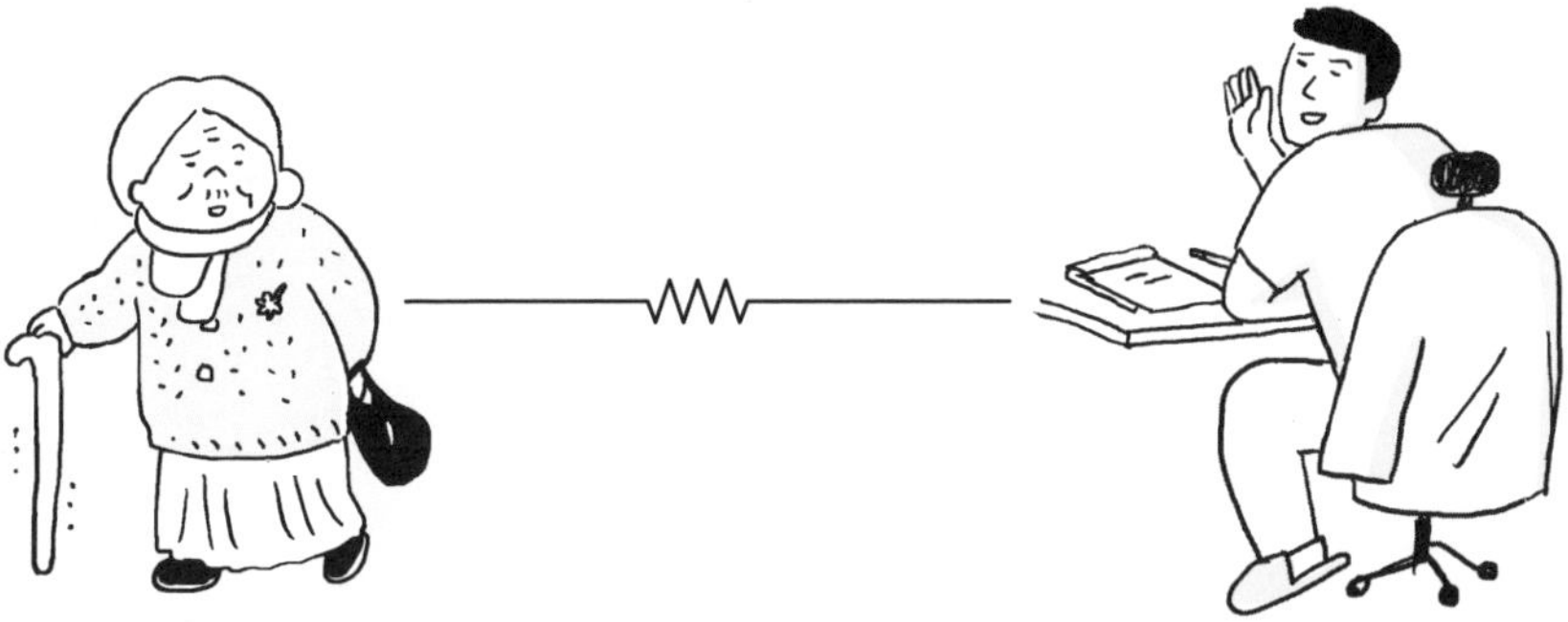

괜찮아, 안 죽어

僕だって、大丈夫じゃない

それでも互いに生かし生かされる、僕とあなたの平凡な日々

キム・ション＝著
岡崎暢子＝訳

キネマ旬報社

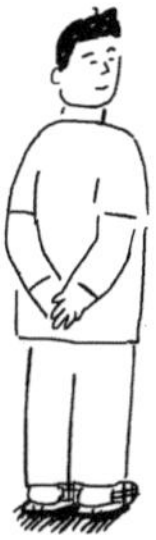

―プロローグ―

僕とあなたのよみがえり記録

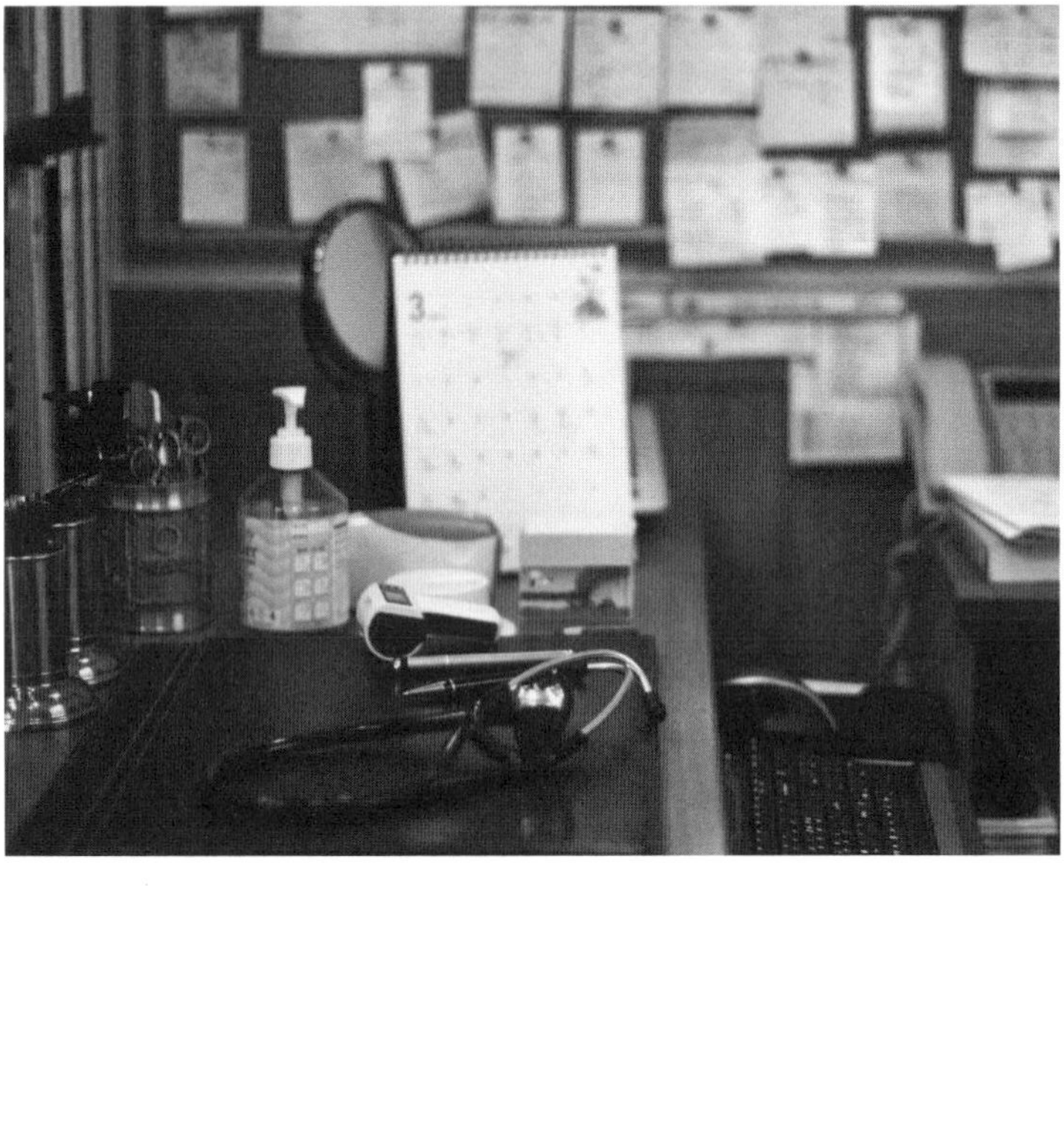

人生は思いがけないことの連続だ。

だとしても、僕のとりとめのない文章が一冊の本にまとめられて出版されるだなんて、いまだに信じられない。もちろん、初めての経験だから不慣れな作業は枚挙にいとまがない。

僕はただ、これまで書き溜めた文章をかき集めて出版社に渡せばそれで終わりだろうと思っていたのだが、本を出すというのはそう簡単なものではなかった。

初心者の僕は、担当編集者に褒められたり尻をたたかれたりしながら（どうやら文法やつづりのおかしな箇所があるらしい！　みんなはきちんとした文法にのっとって文章を書いているというのだろうか？）、どうにか原稿をまとめてきた。先程も、僕の駄文と格闘している編集者から催促のメールが送られてきたばかりだ。

「先生、プロローグがありませんよ、早く書いてください」

書きたいことはすっかり全部書き終えたというのに、これ以上何を書けというのだろうか。

考えあぐねた結果、僕が書いた文章の中にその答えが見つかるかもしれないと思い、もはや暗唱できるほど読み込んだ原稿を、もう一度読み返すことにした。修正すべき点や引っ掛かる部分はひとまず棚に上げて、新たな気持ちでさらっと読んでみたところ、リラックスして読めたのか、自分の書いた文章に思わず笑ったり、目頭が熱くなったりした。

そうやって原稿を手に、診察室のデスクでひとり悦に入っていた時である。

突然、診察室のドアの向こうでドスン、ドスンという大きな物音と叫び声がした。

「ああ、ああ～！　ちょっと、誰か、下りてきておくれ！」

すわ一大事と、僕は慌ててスタッフと連れ立ち、診療所のドアを開けてビルの廊下に走り出た。

僕らの診療所があるフロアに上がる階段の中ほどに、手すりにつかまってぜえぜえと肩で息をしている顔馴染みのお婆さんの姿が見えた。

スタッフのひとりが急いで駆け寄ると、このお婆さん、待ってましたと言わんばかりに大声で叫んだ。

「ああ、ちょっとこれ持っておくれよ。重たくてねぇ、あちこち破れてしもうたわ」

そう言うと、お婆さんは階段にベタッと置かれていた三、四個の黒いビニール袋を僕らの方に足でズイッと押しやった。

言われるがまま、僕たちはやたらと重たいビニール袋を抱え、お婆さんと一緒によたよたと診療所に戻った。


待合室の椅子に座り、ようやく息を整えたお婆さんは、いきなり自宅の庭にある柿の木の自慢話を始めた。

ひとしきり前置きが終わり、足元に置かれた黒いビニール袋の中身がいよいよ公開されると、予想通り、そこには何とも立派な柿の実がどっさり入っていた。

「ま、一袋ずつ持って帰って食べんしゃい」

柿を見つめる僕らに、お婆さんは、「まだ渋くてとても食べられたもんじゃないから、ちょっと味見してみようなんて絶対に思いなさんなよ」だの、「ざるに並べて置いておけば熟すから、柔らかくなるまで放っておきんしゃいよ」だのと付け加えた。

「えい、こんチクショウめ！　階段上るだけであやうく行き倒れるところだったわい」

自分の言いたいことをすべて言い終えたお婆さんは、すっと立ち上がると、わき目も振らずに診療所のドアを開けて出ていった。

「あっ、お婆ちゃん、診察はいいんですか？」

だが、お婆さんは振り返りもせず片方の手を宙にひらひらさせただけで、階段を下り、颯爽とビルの外に消えて行った。僕にひとこと言う隙も与えずに。

あれだけの速さで道路も一気に渡り切ったところを見ると、階段で行き倒れるところだったなんてせりふも疑わしいものだ。


柿でパンパンになった黒いビニール袋をデスクの隅に載せると、僕は再び原稿に目を落とした。しかし、視線はどうしてもデスクの隅に置いた、親の仇みたいに口をきつく結ばれたビニール袋に行ってしまう。

＊

同じことの繰り返しみたいな毎日は、当時、二十代半ばの血気盛んな若者だった僕にとって、単に退屈としか映らなかった。だから進路を選ぶときも、日常がルーティンになることを避けたくて、予測不可能な救急医学をわざわざ専攻した。

そんなあまのじゃくな気質のおかげで、僕は、勤務形態から仕事の内容まで普通の医師とはまるで違うＥＲ〔救急救命室〕で働く医師になった。

いつでも極度の緊張感を伴う目まぐるしく危険な場所だったが、その現場で僕は、自分が生きていることを実感していた。救えなかった命を憂い、時には運良く救うことができた命に心から感謝した。

そして十年前、あれやこれやの縁と成り行きによって、僕はこの町――この静かで小さな診療所に引き寄せられた。

ところが長い間、緊迫した現場で忙しく立ち回ってきた僕にとって、ただ家で休んでいれば回復するようなお婆さんたちの鼻風邪を相手にするだけの、この診療所での毎日は、やたら退屈で、行き場のないアドレナリンをただ持て余すだけだった。

侘しいほど平和すぎる診療所のデスクに座っているだけで、憂鬱《ゆううつ》で、むなしかった。新しい環境に慣れるよりも先に、妙な敗北感とむなしさが押し寄せ、「いいからそのまま逃げてしまえ!」と、心の中のもうひとりの僕が何度も囁《ささや》くのだった。

だが時間というものは、実に誠実で強引なやつだ。

ずっとうじうじしていた僕は、時間に首根っこをグイッとつかまれるようにして、今日まで引きずられてきた。そして僕はいつしか、「さっきのお婆さんちの庭に生えているという柿の木は、一体どれくらいの大きさなんだろうな?」なんて想像することが当たり前の日常を過ごしている。

*

デスクの上の黒いビニール袋を見ながら、「こんなにたくさん柿をもいだんだから、小さい木ではないはずだ……はしごを使って登ったのだろうか？」などとぼんやり考えていると、再び、ぜえぜえという荒い息遣いが階段の方から聞こえてきた。さっきのお婆さんだ。

「あれれ、どうしたんです？　行き倒れになるなんて言ってた人が？」

「ああ、それなんじゃがねえ……」

バスを待っている間に、大事なことをひとつ伝え忘れていたのを思い出して、急いで引き返してきたんだとお婆さんは言った。相変わらず肩で大きく息をしながら。

「あのな……。柿は……絶対に、ヘタのある方を下にしておくんじゃぞ！」

逆さまにして置いておくことで、おいしくて形の良い熟し柿ができるのだと、お婆さんは僕らに繰り返し念押しした。

「上に向けたままにしておくと腐るで！」

こんチクショウと階段を下りながら、お婆さんはもう一度大声で言った。こだまするほど廊下中に響き渡ったお婆さんの声が、待合室を通って僕の耳と胸に飛び込んできた。

その瞬間、どういうわけか僕の脳裏に、ER時代に書いていた〝蘇生記録〟が浮かび上がった。患者がどんな状態でERに搬送されてきたのか、どういう経緯で心臓が止まったのか、どういう治療によって蘇生できたのかについての、言うなれば、誰かを生き返らせる過程を記した記録だ。

人間の生死を賭けた緊迫した救命処置の最中には記録できる余裕などないので、蘇生記録をまとめるのはいつも、患者が息を吹き返し救命救急センターに移されて、ようやく一息ついた時だった。

その蘇生記録が急に思い出されたのはなぜだろうか？

僕は一時期、やたら大げさに痛がる人たちや、生きるのがつらいと弱音を吐く人たちに対し、「大丈夫、それくらいでは死んだりしないから」という結論を提示してあげることが、医者としてできる最善の励ましだと信じていた。そうやって決めつけた結論の中に自分を閉じ込め、高い塀をぐるりと巡らせていた。その間にも外の世界はどんどん広がって、狭い塀の中にいる僕はどんどん身動きが取れなくなっていった。しかし、そんな僕を救い出してくれたのは、皮肉にも僕から「大丈夫、死なないから」という言葉を聞かされてきた人たちだった。

彼らは懲りもせずにやってきては「しんどくてもう死にそう！」という言葉で僕の目を覚まさせ、挙句の果てには「私たち、死ないで一緒に生きていこうね」と言って僕の手を取り、立ち上がらせてくれたのだ。

ともすると、この本に収載されることになった文章は、奈落の底で死んだように生きていた僕を救い出してくれた周囲の人々が僕に書かせた蘇生記録、すなわち、よみがえりの記録なのかもしれない。

今の僕は、死と対峙している命につながれた機械が発するピッピッという不穏な音の代わりに、熟し柿を作るために欠かせない秘訣や、階段を上がってくる力強い杖の音、はたまた、たまにかかった風邪に「いよいよお迎えが来たか」なんていう口癖だったり、僕の質問に質問で答える「何だって？」という言葉だったりを四六時中聞きながら毎日を過ごしている。

仕事の最中に聞こえる音は変わったけれど、僕は今でも誰かを助けているし、助けたい。それが心臓でも熟し柿でも、お婆さんたちの気持ちでも、結局は僕自身だったとしても……。

まあ、それでいいんじゃないだろうか。

キム・ションン

目次

僕だって、大丈夫じゃない

〜それでも互いに生かし生かされる、僕とあなたの平凡な日々〜

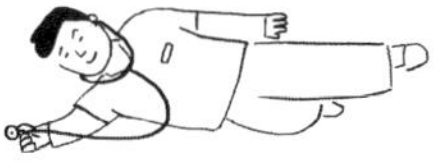

蘇生記録 No・2

認める

バランス 蘇生記録 No.4

蘇生記録 No・5

応える

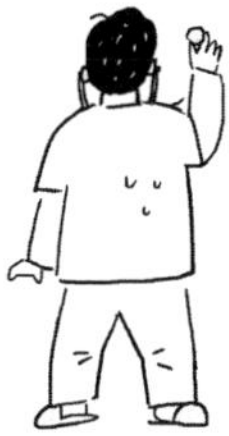

写真提供＝キム・ション

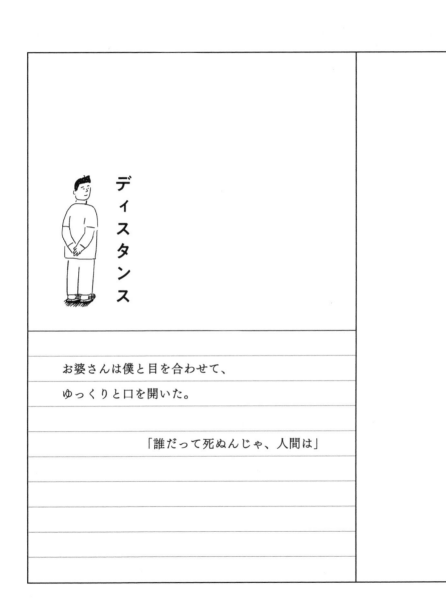

ディスタンス

お婆さんは僕と目を合わせて、
ゆっくりと口を開いた。

「誰だって死ぬんじゃ、人間は」

01

たい焼き

年を取れば、体の調子の悪い箇所のひとつやふたつ、現れてくるのは誰しも避けられない。

目は焦点が合わなくなるし、耳も遠くなれば、歯も弱くなる。太ももだってだんだんか細くなってくる。この自然な変化には抗おうとせず、ただ、素直に受け入れるのが一番だが、それでもどうにも残念で憂鬱なときもある。

あごについた白いゴミを取ろうと鏡でよく見てみたら、それがゴミじゃなくて白いあごひげだとわかった時や、スマホの小さな文字を読もうとして手をうんと伸ばしていた時、夜中にリビングでひとり静かにテレビを見ていたつもりだったのに、台所に水を飲みに来た娘にテレビの音がうるさいと言われた時もそうだった。一瞬さみしい気分になるが、だけどみんな同じじゃないか。それが自然の摂理というものだ。

あごの白いものがゴミじゃないなら、きれいにひげをそればいいし、視力だってまだ虫眼鏡がいるほどじゃないから、スマホの文字サイズを二段階大きく設定し直せばいい。テレビのボリュームが家族の迷惑になるならヘッドフォンでも着けて見ればいいだけの話だ。

このように、年を重ねることで生じる変化に対応しながら生きているのだが、僕よりも数十年早く老化が始まった先輩方の生活となると、また別の話だ。

ところで、診療——特にウチのような町の診療所での診療となると、対話がほとんどすべてと言っても過言ではない。

患者はどこがどう不調なのかを語り、医師はその話に耳を傾け、重要だと思われる部分を聞き返す。そして、その医師の質問に患者がまた答えるという工程を繰り返すことが、診療の大部分を占める。

いくらコンピュータが診断し、ロボットが手術をする時代だと言っても、基本となる問診は変わらず必要であるし、重要なプロセスのひとつだ。

テレビのボリューム調整だけで解決する僕の何倍も老化レベルが進行中である人生の先輩方と、この重要な問診プロセスを踏むためには、僕は家のテレビのボリュームの比じゃない大音量で、はっきりとしゃべることを余儀なくされる。

だが、それで会話ができるうちはまだ良い。もしそれすらできない場合は、デスクの片隅に集めておいた裏紙と太いサインペンの出番だ。紙に〝ど、こ、が、痛、い、で、す、か?〟と一文字ずつ、大きく書いて見せる。それでも通用しなくなると今度は手が忙しくなる。手を動かしながらボディランゲージで意思疎通を図るためだ。

＊

今日に限って補聴器を着け忘れてきて、僕の喉をかれさせたお婆さんがいた。やっとの思いで診療（というかシャウトだ）を終え、一息ついた時だった。お婆さんが立ち上がって僕の手を取り、「すまないね、院長さん。今度は補聴器を必ず着けてくるからね」と謝った。僕はお婆さんをもう一度椅子に座らせた。

喉が疲れて、これ以上大声が出せなくなっていた僕は、結局裏紙を取り出してサインペンを握った。このお婆さんは目もよく見えないので、文字も極太で大きく書かなければならない。

〝お婆ちゃん、外は車も多いし、路地にはオートバイもたくさん走ってるんだからね。その音が聞こえないまま歩き回っていたら事故に遭いますよ。不便でも出歩くときは必ず補聴器を着けてくださいね！〟……と長々と書きたかったが、実際に僕が紙に書いたのは

［車、バイク、ぶつかる、事故、ケガ、補聴器、絶対！！！］

それだけで精一杯だった。

きちんと意図が伝わったのかわからないが、お婆さんは目をしばたたかせながら、じいっと紙の上の文字を眺めると、わかったと言って、僕の肩をポンポンとたたいて診察室を後にした。

それからどれくらいたっただろうか。患者数人を診て、一層喉がガラガラになり、水を何杯か飲んだくらいから一時間ほどたった頃だろうか？　待合室が落ち着いた頃合いを見計らって診察室に入ってきたスタッフが、ぷっくりふくらんだ紙袋を僕のデスクの上に置いた。中には、たい焼きが入っていた。

「ずっとバタバタしてたのに、いつの間に買ってきたの？」

「いえ、さっきのあのお婆ちゃんが……」

「ええっ、さてはお婆ちゃん、たい焼き売りのおじさんの声帯まで痛めさせたかな、こりゃ」

すっかり冷めてしまったたい焼きを頬張ったら、どういう訳か胸が熱くなった。なぜだろうか……。

「足も痛いんだからまっすぐ帰宅すればいいものを、何でまたたい焼きなんか買ってきてくださったんです？」なんて、次回の診療の時にお婆さんに尋ねても、きっとうまく聞き取ってもらえずに、「は？」って聞き返されるだけだろうなあ。そうなったら、またシャウトする羽目になるなあ。僕はお婆さんとのやりとりを想像してにっこりしていた。

老いに適応していくということは、このようにちょっと物悲しくもあり、ちょっと温かいことなのかもしれないな……。冷めたたい焼きに、ふうふう息を吹き掛けながらしばし考えた。

#02

大丈夫、死なないから

「俺、最近頭がぼーっとするし、気力も湧かないんだ……」

「へえ、そう。大丈夫、死にやしないよ」

「パパ、ジヨンお腹痛いの」

「うんちは？　下痢した？」

「二回」

「お薬飲みなさい」

「お腹痛いのに……」

「心配すんな、死なないから。お薬飲んどきなさい」

「昼間、ジヨンを小児科に連れていったけど、熱が下がらないのよ。今から夜間外来に連れていったほうがいいかしら？」

「熱は？　どのくらいあるの？」

「38度前後を行ったり来たりよ」

「ジヨンは？　ぐったりしてつらそう？」

「ううん、そこまでじゃないわ」

「なら大丈夫、それくらいじゃ死なないよ。明日の朝、また病院に連れていきなよ」


ERでは人が死んだり一命を取り留めたりする瞬間を毎日目撃していた。その死と蘇生の現場にどっぷりかかわっていた若かりし頃の僕にとって、〝人の死〟というのは、あまりにも身近すぎてハンバーガーみたいな感覚だったのかもしれない。

おまけに僕がかかわっていた生と死は、長くて数時間、たいていは数分以内に決定付けられるものばかりだったから。ひどいときにはハンバーガーを注文してトレーを受け取る時間よりも短い時間に生死が決まることもあったほどだ。

先着順で診療する外来診療と違い、ＥＲは緊急度合いが優先されるところだ。いつどこで何が発生してもおかしくない特殊な空間なだけに、診療の優先順位が何よりも重要なファクターとなる。いわゆる危急な状況であっても、それは絶対的ではなく相対的な概念である。限りあるマンパワーと装備ですべての患者を同時にケアすることは事実上不可能だからだ。

だから今にも死にそうな患者ならば、たとえ後から到着したとしても、真っ先に集中治療を受ける。逆に先に受け付けた患者でも、相対的に見てまだそれほど危急ではない状況にあると判断されれば、治療の優先順位は下げられる。

多少冷たく聞こえるかもしれないが、まだ持ちこたえられそうな患者が、今にも死にそうな患者より後回しにされるのは致し方のないことだ。

だからERで働いていた当時の僕の判断基準は〝この人は今すぐ死にそうか、そうでないか〟の一点のみだった。

しかし、いつしかこんな考え方が頭にしみついてしまっていたようだ。

親しい知り合いが、体調が思わしくないと言ったときや専門的なアドバイスを求めて相談しにやってきたとき、ましてや愛する家族が具合が悪いと訴えたときでさえ、僕の答えはいつも同じだった。

「大丈夫、死なないから」

この言葉に僕は、今すぐ死ぬような状況じゃないから、それほど心配しなくても大丈夫だという意味を込めたつもりだった。だが、この言葉を聞かされた人々のほとんどが「それはそうだけど……」と言いながら、それ以上、質問してこなかった。そんな姿を思い返してみると、この言葉は僕の判断基準に合わせた「ハイ、もう結論は出ていますよね？　だからこの話はこれで終わりにしましょう」といった、多少身勝手な幕引きワードだったのかもしれない。

ＥＲからこの診療所に移ってきてからは、目の前で誰かが息を引き取る瞬間に立ち会うことはなくなった。立ち会えることもないし、立ち会ってはいけないことだ。

いつの間にか、僕の診療の順番は１００％先着順になっていたし、症状の重い軽いを問うことに意味がなくなってから随分とたつ。症状の重さを測る以前に、僕の目の前には〝大丈夫、死なないから〟程度の患者しかいなかったのだから。

＊

毎月、血圧の薬を受け取りに来るお婆さんが、今日は風邪の症状を訴えてやってきた。ところでどういうわけか、診療が終わっても一向に帰る気配がない。何か言いたいことでもあるのかなと思い、ちらっと目をやったのが運の尽きだった。

予感的中どころか、お婆さんはラップバトルのファイナリストよろしく、超高速のフリースタイルラップを繰り出してきた。まだビートも鳴らしていないのに、だ！

「二十歳にも満たない年頃に、顔も知らない男に嫁いできてな」という出だしから始まった彼女のライムは、昼夜を問わず繰り返される家事、育児、そして野良仕事のくだりを経て、五人の子どもを育てて結婚させて孫たちの面倒まで見てやったんだという、予測可能なストーリーにつながった。そして、近頃じゃ肩だの腰だの脚だのと痛くないところがないんだわい、というフレーズが延々とリフレインされた。

何十年にわたる苦労だけでは飽き足らず、体が痛くなるまで農作業にも従事してきたんだから、悪くならないほうがおかしいのだ。

「お婆ちゃん」

「うん？」

「そろそろ、畑仕事は引退したらどうです？」

「あ？　家に爺さんと私のふたりしかいないのに、誰があれこれやるんさ？」

「何十年とそうやって体を酷使してきたんだから、痛くなって当然ですよ、お婆ちゃん。もういいお年なんだから、農作業は大変ですよ」

「フン！　そうさ、もうあの世に行ってもいい頃なんじゃよ……」

「また余計なことを！　薬飲んでも咳が止まらなければまた来てくださいね」

「はいよ。あ、えっこらしょ……」


八十を過ぎても一日中、畑にしゃがみ込んでは誰に頼まれたわけでもないのに土をいじって足腰が痛いだなんて言っているこのお婆さんが、生涯をこうして生きてきたことに、そしてきっとこの先もこうして生きていくであろう状況に、僕はなぜかいら立ちを覚えた。たぶん、腰の曲がった老人に一日中農作業をさせる大根の苗の野郎に腹が立ったのだろう。いや、ひょっとしたら、単にこの支離滅裂な禅問答を終わらせたかっただけなのかも……。

「お婆ちゃん」

「あん？」

「大丈夫、死にやしませんよ」

久しぶりに僕の懐かしい一撃が飛び出した。何の脈略もなく急にこんなことを言うなんて、口ぐせとは言え僕は何を考えているのだろうか？

僕の本音を察したのかわからないが、お婆さんは「アイタタタタ」と言いながら太ももをさすっていた手をぴたりと止めて、何も言わずにゆっくりと席を立って診察室のドアに向かった。

僕は部屋を出るお婆さんの後ろ姿を見送りながら、「おお、いまだにこの言葉の威力はすごいなあ」などと無邪気に喜んでいた。


ところがどういうわけだろうか？　ちょうど診察室から一歩踏み出そうとしていたお婆さんが、ゆっくりと振り返って僕に目をやった。挨拶でも言い忘れたのかなと思って見ているとお婆さんは僕と目を合わせて、ゆっくりと口を開いた。

「誰だって死ぬんじゃ、人間は」

違う違う、僕が言いたかったのはそういう話じゃなくて、足腰が痛くてもすぐに死ぬわけじゃないから大丈夫ですよ、ということだったのに……。

僕の言葉が正しかったのか、お婆さんの言葉が正しかったのか。僕に弁解の余地も与えないまま、お婆さんはドアを閉めて去っていった。

死なない、しかし、みんな死ぬ。

いまや僕にとって死とは、ＥＲにいた頃のような、目の前で誰かの心臓が止まることでも、洗濯ロープみたいに伸びきった心電図のモニターを確認することでもなく、僕が目撃しない、いや目撃することができないものに近くなった。

今、僕とつながっている死とは、分刻みで処理されるファストフード店のハンバーガーではなく、食通のみが知るホルモン屋のクッパやドジョウ鍋の店で出される古漬けみたいな、希少な存在になったのかもしれない。なのに僕は、ホルモン屋に入っても習慣のようにハンバーガーを注文し、提供されないと腹を立てながら、多忙ぶって時計ばかり見ていたのかも。

だけど恥ずかしくはない。

僕は今も未熟者だし、だからこそ、もっと学ばなければならないから。

ああ死にそうだ、もう死にそうと、毎日口ぐせのように言いながらも相変わらず農作業に勤しむ頼もしい先輩たちには、最後の食事ができるだけゆっくり、そして優しく運ばれてくることを願ってやまない。

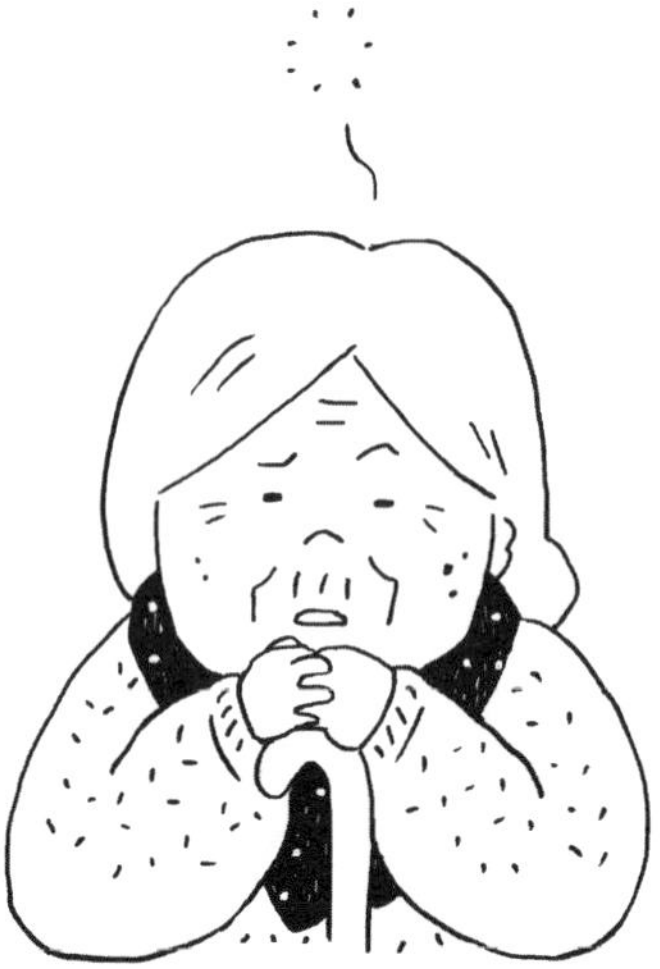

誰だって死ぬんじゃ、人間は。

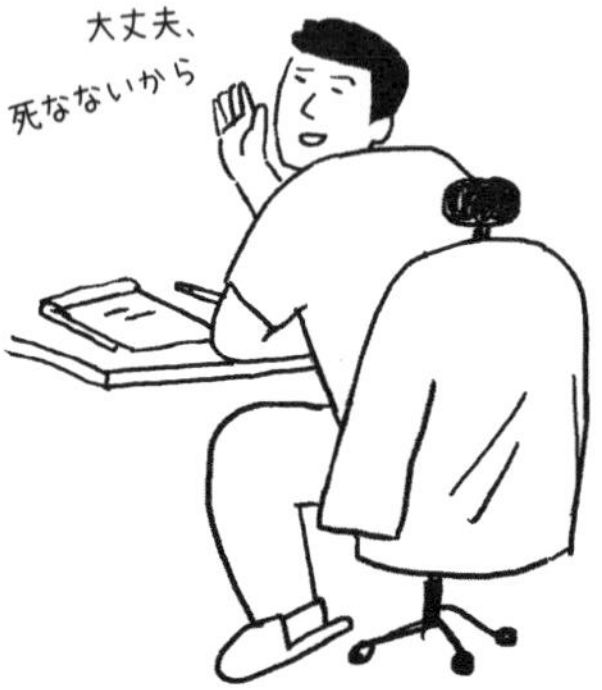

03

長生き階段

僕が運営しているのは、石を投げれば当たるほどにありふれた町の診療所であり、古びた三階建てのビルの二階にある。おんぼろの低層ビルとくれば、エレベーターなどあるわけがない。当然、診療所までは階段で上がらなくちゃならない。

当院の利用者のほとんどがお年寄りであるため、診療所のドアを開けて入ってくるときのみなさんの第一声はこうだ。「アイタタタタ……」

第三章で詳しく話すが、診療所を開いた当初は、僕も緊張とイライラの連続だったから、お年寄りたちが診察室に入ってきた途端に言う「アイタタタタ、階段を上がるのに死ぬ思いしたわい」といった愚痴がいちいち気に障っていた。

ついには我慢の限界を超えて爆発し、「そんなに死ぬ思いして上がってくるくらいなら、一階にある診療所とかエレベーターのある診療所に行ったらどうですか」と、憎まれ口をたたいたこともあった。

もちろん、今となってはお年寄りたちの愚痴が、「ワシらがどれだけ大変なのかわかっておくれ」という単純なメッセージのひとつに過ぎないことを理解しているから、ああ、大変なんだなあくらいに思って受け流せるのだが、オープン当初はそんな余裕などなかった。

だが、時が解決してくれるとはよく言ったもので、最近では「そんなにつらいって言いながらも、しっかり階段を上がっていらっしゃるんだから、あと二十年は長生きできそうですね」なんて、大して面白くもない冗談だって言えるようになった。

*

満七十九歳だというお婆さんがひとりで階段を上がってきた。心不全と喘息持ちのお婆さんで、診療所のドアを開けた瞬間に聞こえてくるひゅうひゅうという息遣いだけで、誰が来たのかすぐにわかるほどだった。その音は黒いヘルメットとマントなんかなくても、ダース・ベイダーを思わせる存在感があった。

そのお婆さんが、今日は下痢の症状を訴えてきた。「お正月に珍しいものをあれこれ食いまくったせいじゃろうね」とのことだった。幸いなことに症状はそこまで重くなかったので、下痢止めの薬を三日分処方した。

ところが処方箋を手に出て行ったお婆さんが、来た時よりもっと荒々しい息遣いとともに戻ってきた。何事だろうと飛び出した僕に、お婆さんは、苦しそうにひゅうひゅうという音を交えながらこう言った。

「アタシさ……ひゅう……診療所出てから……ひゅうひゅう……気がついたんだけど、

院長さんに……お正月の挨拶してなかっ……ひゅう」

「ええっ!?　何ですって」

たったそれだけのことを言うために、わざわざあの階段をまた上がってきたのかと尋ねると、お婆さんはもうしゃべる気力もないといったふうに、ただコクンとうなずいた。

僕は思わずお婆さんの手を取って言った。

「まったく、お婆ちゃん！　一日に二度もあの階段を上がってこれるなんて、あと四十年は長生きできそうですよ」

それを聞いたお婆さんは、ゲホゲホと咳をしながら手を横に振った。その咳が息切れのせいなのか、僕の定番ギャグにウケたからなのか、それとも単にうれしくて照れたからなのか、その真意まではわかる由もないが。

バラ色に染まったお婆さんの頬を見ながら、僕も笑った。もちろん、心の中で。

04

ふたりだけの秘密

「お婆ちゃん、この薬を飲んでも良くならなかったら、月曜日にまた来てくださいね。月曜日ね、必ずですよ！」

「え？　明日？」

「いえいえ、月曜日。薬は三日分出しますよ。今日から、金、土、日、三日間飲んでみて、月曜日にまたいらっしゃればいいですから」

「何だって？　土曜日って？」

参ったな。土曜日は明日じゃないか。

「いいえ、げ、つ、よ、う、び！」

僕がデスクの上のカレンダーに手を伸ばして、指を差しながら大声で言い直したところ、ようやくお婆さんが「ああ〜、月曜日ね」と言った。それが大声のおかげだったのか、指差したカレンダーのおかげだったのかわからないが、どうにか伝わったようだ。

お婆さんのカルテには間違いなく「補聴器使用」と書いてあるし、これまでは聞き取れていたはずだ。なのに今日はどうして聞き取れなかったのだろう？　ひょっとして着け忘れてきたのかもと思って尋ねようとしたが、そうなるとまた声を張り上げなければならない。気になったけど我慢した。僕の声帯を大事にしよう、ジェスチャー作戦に切り替えだ。

僕は人差し指を自分の耳のそばに持ってきて、何度か耳の穴を押す仕草をして見せた。するとお婆さんは僕の言いたいことがわかったようで、大きな声でこう言った。

「あ？　補聴器？　あれはもうやめたよ。ずっとピーピー言うて気色悪いっちゃ」

店に持っていけば修理してくれるのにと言いたかったが、そんな複雑な内容を伝達するボディランゲージは、僕がまだマスターしきれていない領域だ。僕はもう一度、カルテに書き込んだ。

［補聴器故障中。息子さん来院時、補聴器の修理を勧めること！］

そうやってカルテにメモをしながら気になった。用事は済んだはずなのに、お婆さんが席を立たないのだ。はて？　月曜日の再診は伝えたし、補聴器がピーピー言うから もう使わないということまで聞き終わったし。

僕は再び、今日一日、大活躍している人差し指を働かせて、受付の方を指さした。お婆さんはわかったというように何度かうなずいたのだが、それでも立ち上がる気配がない。わからなかったのだろうか？　あとは処方箋をもらって帰るだけなのにと思っていたところ、お婆さんは何やらカサカサと音を立てながら、自分の手提げ袋から真っ黒いビニール袋を取り出した。

「これよ、食べんしゃい」

「何ですか？」

「いいからいいから」

「僕は結構ですよ」

「餅よ」


質問と答えがいまいち噛み合わないけれど、どうやら、餅を買ってきたからどうぞ食べてくださいということのようだ。正確には理解できなかったけれど、だいたいそういう意味なんだろう。

お礼を言ったが、お婆さんがきちんと聞き取ってくれたかわからない。なぜなら、僕がお礼を言い終わる前に、お婆さんが椅子ごとグイッと僕に近づいてきて、耳元でこう囁いたからだ。

「たくさん買えんでね、ちっとばかししかないのよ。お姉さんたち（スタッフ）には内緒にしてね、先生ひとりで食べんしゃい。本当にちっとばかししかないから」

そう言ってお婆さんはぎこちなくウインクして、立ち上がって身なりを整えると、しれっと診察室を出ていった。

なんてこった！

その瞬間、ようやく初心者マークを付けてデビューしたばかりの僕のボディランゲージを早く上級レベルまでグレードアップして、お婆さんに伝授しなくちゃと心から思った。

お婆さんのりんりんと鳴り響く一〇〇デシベルのボリュームで語られる秘密の会話なんて、小さなこの診察室では、まったく意味がないのだからね。

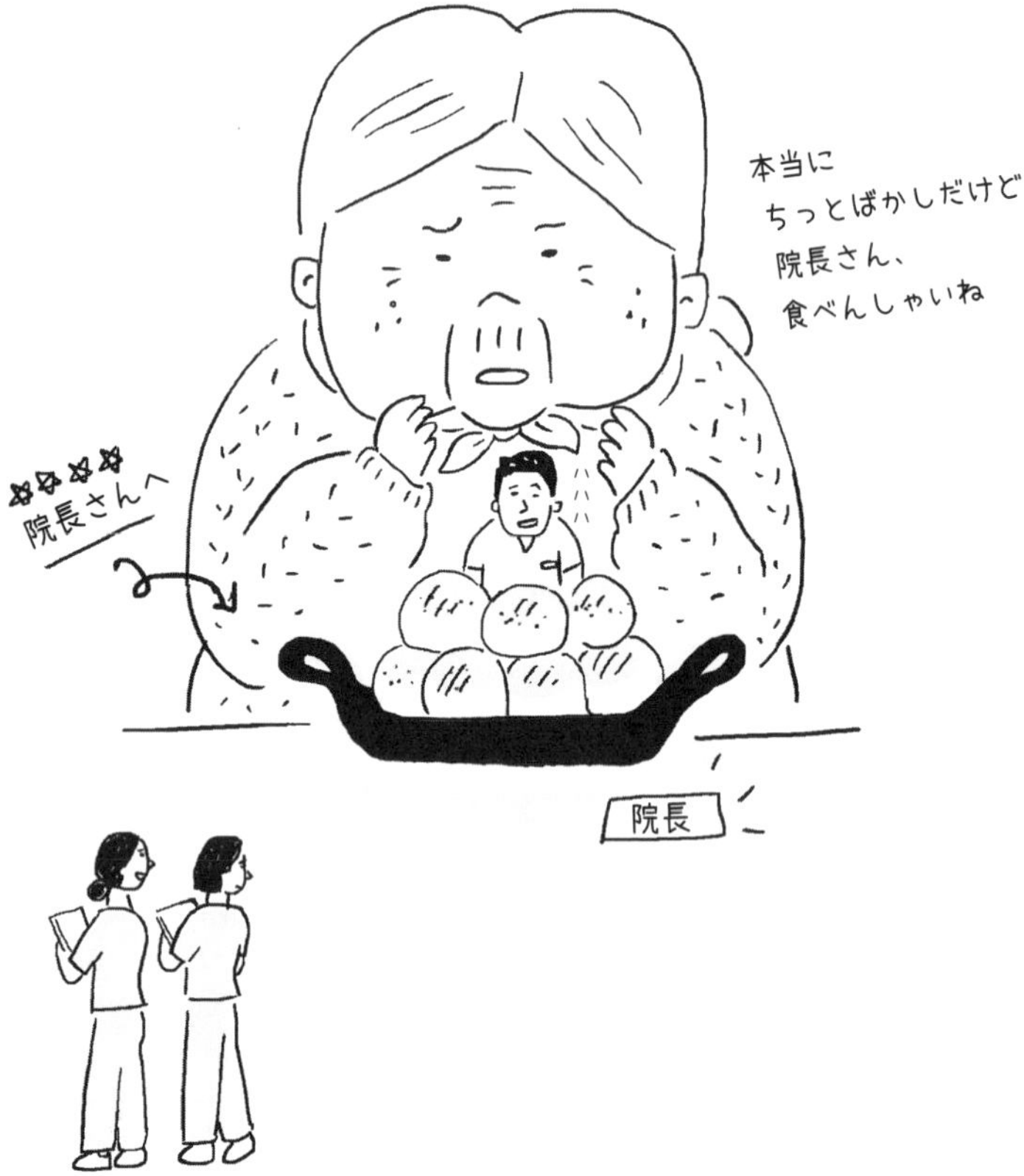
本当に
ちっとばかしだけど
院長さん、
食べんしゃいね
院長さんへ
院長

05

初めての経験

週の真ん中に祝日が当たるなんて久しぶりだ。

朝食を食べ終えて部屋でごろごろしていた僕は、何だか急に、窓からさんさんと降り注ぐ太陽の光がもったいなく思えてきた。意を決してえいっと起き上がると、ベランダの片隅でほこりを被ってさみしそうにしていたロードバイクを引っ張り出した。

よっしゃ、この晴天を思いっきり満喫するとしようじゃないか。

数カ月ぶりの爽快感。ペダルをひと踏みするごとにアドレナリンが爆発した。興奮のあまりみるみる力が湧いてきて、ペダルの回転数を上げてぶっ飛ばしていたところ、あろうことか、思いっきり事故ってしまった。

勢いのついたまま左カーブを曲がろうとして自転車を傾けた途端に前輪がパンクしたのだ。ペダルと靴を固定した留め具《クリート》を外す余裕もなく、僕は自転車もろとも吹っ飛んでスライディングした。幸いヘルメットを被っていたため頭は守られたが、左肩に尋常じゃない痛みが走っていた。

*

翌日、整形外科に行った僕は、左肩のいくつかの靭帯のうちのひとつが部分的に損傷しているという診断を受けた。それでも手術をするほどじゃなかったのは不幸中の幸いだった。向こう二、三週間は痛みがあるからできるだけ左肩を動かさないようにと注意されて、病院を後にした。

しかし、僕の仕事上そういうわけにもいかない。職場では診察もしてカルテも書いて、処方もする。それには当然腕を動かさなければならない。もし肩が抜けそうなくらいに痛むときは、ほんの少しだけ処方された鎮痛剤で耐え抜くしかない。


そうやって、左手の使用をできるだけ抑えながらどうにかしのいでいたある日、風邪を引いたというお婆さんがやってきた。僕はいつも通り右手で聴診器を持ち、左手を椅子のひじ掛けに用心深く乗せて診察を始めた。

聴診器を当ててお婆さんの胸の音を聞いていた時だった。

お婆さんのシャツが床にするりと滑り落ちたので、僕はつい反射的にそれを拾おうとして左手を動かしてしまった。その瞬間だった。

〝アガッ！〟

左肩にビリッとちぎれるような激痛が走った。思わずうめきたくなるほどの痛みだったが、診察中であるため僕は何とか耐えようと唇を噛みしめた。自分でも気づかないうちに眉間にしわを寄せて顔をしかめていたので、ただでさえ悪いと言われる僕の人相がさらに極悪になっていたようだ。

　おまけに、痛みに耐えて平然としていたつもりが、つい「フゥ……」という、ため息にも似た声が漏れてしまっていた（年を重ねると、こういう意味のない声が自分の意思にかかわらず漏れ出るようになった気がする）。とにかく、そうやってひとりでうめきながら耐えていると、診察を受けていたお婆さんが僕の方に身を乗り出して小声で言った。

「どうした？　なんぞ異常でも見つかったんか？」

　違いますと僕が何度否定しても、お婆さんは信じられないという目つきをしている。

「えらい長いこと胸の音を聞いとるし、顔はしかめるしな。ため息までつくらいなんやったら、あたしゃなんかの病気なんじゃろ？」

　お婆さんは、もったいぶらずさっさと話せと言って聞かない。診察中の医者の表情までをも細かく観察していたお婆さんにはありがたくもあるが、僕のしかめ面で勘違いさせてしまって申し訳ない限りだ。

お婆さんの聴診の所見には何の問題もないし、問題は僕の肩が痛いことにあるのだと何度も伝えたが、それでもお婆さんは自分の肺にどんな問題があるのかを正直に言ってくれと譲らない。これ以上説明してもらちが明かないと思い始めた頃、再び左肩がうずき出した。うう、痛い……。あまりの痛さに僕は思わずとんでもない行動に出てしまった。

「ああ、もう！　お婆ちゃん、いいからこれ見てくださいよ！」

僕は素早く白衣を脱ぎ、シャツのボタンを外した。そして、隙間なく湿布薬が貼り付けられた左肩と背中を見せてやった。

「おんやまあ、先生、こりゃ一体どうしたんじゃ？」

驚いてそう言うお婆さんの顔に、本人も気づかないくらいの安堵の色が見えたのを確認した。どうやら誤解は解けたようだ。

診療中に自分が服を脱ぐなどという初めての経験は、こうして僕の体の痛みとお婆さんの安堵で幕を下ろした。はだけたシャツのボタンを片手だけで留め直すというのが簡単なことじゃないのも、今日、改めて確認できたボーナス情報と言えるだろうか。

ああ、湿布薬の臭いがやけに目に沁みる日だ。

06

一九三四年の早生まれ

診療所の窓口にひとりのお婆さんがやってきた。いつも通り、スタッフが受付の事務手続きを行っていたのだが、どうも様子がおかしい。

診察室に座っている僕にもしっかり聞こえてくる会話から察するに、どうやらお婆さんが身分を証明できるものを持ってきておらず、自分の名前だけを連呼しているようだった。

耳の遠いお婆さんに向かって説明するスタッフの声はどんどん大きくなり、狭い診療所内にわんわん鳴り響いた。

「お婆ちゃん、お名前は？　なんとおっしゃいますか？」

「あ？　なんだって？」

「お名前ですよ！　な、ま、え！」

どんな医療機関でも初めて診療を受ける際にまず必要になるのが、名前と住民登録番号※だ。大韓民国の全国民に加入が義務付けられている医療保険「国民健康保険」のためである。

診療日現在の保険資格の有無を確認する方法には、患者の住民登録番号から国民健康保険公団にアクセスするしかない。逆に、住民登録番号があれば、医療機関側は事務手続きがスムーズになるし、患者は保険が適用された金額で診療を受けられる。

再診以降は、患者は名前と生年月日さえ伝えれば、医療機関は自分たちで管理しているデータベースからそのほかの情報を検索できる。実に簡単な方法で、患者の今現在の保険資格が確認できるシステムなのだ。

それにしても、自分の名前と住民登録番号を伝えることは子どもでもできる複雑でもなんでもないことだ。しかしこれが、我らが人生の先輩であるお婆さんともなると、途端にややこしいことになる。

まず、発音の問題だ。〝ヒ〟なのか〝ヘ〟なのか、さっぱり見当がつかないような発音で、自信たっぷりに自分の名前を言うからたまらない。

先程スタッフにシャウトさせたお婆さんの名前は、なんと、〝ヒジャ〟でも〝ヘジャ〟でもない、〝ヒスン〟だった。しかもヒスンは住民登録上の名前であるだけで、子どもの頃からずっと町内ではヒジャと呼ばれてきたと言う。ああ、どうりで見つからないわけだ。窓口のお婆さんは、実に堂々と自分の名前を連呼していたのだから。自分はヒジャだと。

こちらとしては、別の人物と間違えて受け付けでもしたら保険適用関連の手続きが煩雑になり一大事だ。だから、発音が怪しまれる場合は紙に名前を書いてもらうことにしている。しかしこのやり方も、目がよく見えないだの、手に力が入らないだのという言い訳で拒否するお婆さんもいる。

いや、そうだった！　文字が書けないのだ。

僕が思っているよりもずっと多くのお年寄りが、文字を読んだり書いたりすることができない。

二十一世紀の大韓民国において非識字者が存在するだなんて。

僕も初めの頃は少なからず驚いた。しかし、お婆さんたちが文字を習わなくてはならない時期に、この国で一体何が起こっていたのか。彼らがどんな歳月を乗り越えてきたのかを思えば、合点がいく話ではないか。

さて、発音も不正確で、自分の名前も書けないのだったら、住民登録証を持ち歩けばいいだけの話じゃないのかと思うのだが、住民登録証を失くすと地球が滅亡すると思っているほど用心深いお婆さんたちなのだ。そんな大事なものを家の外に持ち出すわけがない。

とにかくそういうわけで、とりあえず、お婆さんの名前まではわかったとしよう。お婆さんは、間違いなく以前この診療所にかかったことがあると力強く主張しているのだから。

お婆さんの言った名前で検索してみると、同姓同名の人物が何人か表示された。この内のどれかがこのお婆さんなのだろうか？　絞り込むために確認事項の第二段階である生年月日を尋ねた。

ところが、お年寄りから生年月日を聞き出すのも厄介なケースが多い。何月何日まではわかるが、何年生まれなのかは定かでない場合もあり、〝四月の初六日（その月の六日目）〟のように旧暦の誕生日を言われる場合も少なくない。こんなやりとりをする段階になると、窓口のスタッフの声が割れ始める。いちばん近い名前とそれに紐づけられている家族（たいていは御子息）や電話番号を尋ねながら、お婆さんの正体を明らかにしていくという、探偵さながらの追跡劇が始まるのだ。

だが、それもこれも医療機関に診療記録が残っているときにのみ可能な話で、以前の診療記録のない初診の患者の場合は、名前と住民登録番号を確認する以外に本人を確定する方法はない。

「お婆ちゃん！」

「なんだい、さっきから何度も」

「住民登録番号の前半の六ケタ〔生年月日〕を教えてください」

「は？」

窓口での戦いはまだ決着がついてないようだ。それでも名前までは確定させたらしいな。

「住民、登録、番号！　前半の六ケタは？」

「なんて？　そんなの知るかい。あたしゃ一九三四年生まれじゃよ」

「お婆ちゃん、じゃあ誕生日は？」

「ハン！　自分の誕生日を忘れるほどボケちゃいないよ！　二月十五日さ、新暦だよ、旧暦じゃないよ」

紆余曲折の末、どうにか受付が完了したようだ。後は診察室での戦いを残すのみだ。それにしても、二月生まれなら早生まれだな。ということは、一九三三年生まれのお婆さんたちと同級生になるんだろうか？

お婆さんがよたよたと診察室に入ってくる間、そんなどうでもいいことを考えていた。気になったけど、質問するのはよそう。その答えを得るためには僕の声帯が真っ二つになるだけでなく、まず、早生まれが何かというところから説明させられる羽目になるのだろう、考えただけで骨が折れそうだ。そうなると僕の寿命が三十四分くらい縮むかもしれないからね。

※住民登録番号…大韓民国の国民ひとりにつきひとつ与えられている十三ケタからなる共通番号。前半の六ケタが生年月日、以降が性別、地域番号、個人番号、チェックデジットで構成される。満十七歳になると住民登録証の発給手続きを行い、住民登録番号、氏名、本籍、戸主などが記載された写真入りのカード［住民登録証］が交付される。ＩＤとしての役割も果たし、韓国では日常生活に必要不可欠なものとなっている。

07

走らないで！

どうして血圧がこんなに上がっているんだろう？

前回の測定値よりも30ほど高い数字が記されたカルテを見ながら、僕はお婆さんが診察室に入ってくるのを待っていた。

ゆっくりと診察室に入ってきて、ようやく椅子に座ったお婆さんはぜえぜえと苦しそうに息をしている。明らかにいつもと様子が違う。

「お婆ちゃん、どこか痛みますか？」

「……いんや」

「今日は血圧がすごく高いんですよ？」

「そりゃ、アタシがね……ぜえぜえ」

「走ってきたんですか？」

「ああ……」

「ああじゃないですよ、もう。誰かに追いかけられでもしたんですか？　こんな炎天下に、だらだら汗をかきながら走ってくるなんて。猛暑日に倒れてニュースにでもなろうってつもりですか？」

「あのな……」

「なんですか？」

「これよ。熱いうちに食べてもらおうて思うて」

真夏の外気のせいなのか、袋の中身のせいなのか、お婆さんが差し出したビニール袋はホカホカどころかアツアツだった。

「……こんな真夏に熱いものを？」

「モチトウモロコシよ、うちの畑で育てたんよ。今朝、もいだから」

「……僕は猫舌だから熱いものは食べられませんよ。だから冷める前に持ってこようと走ってきたりしなくていいですからね！　転んで大ケガしたらどうするんですか、まったく！」

陽の高いうちは畑に出るな、出るとしたら朝の短い時間だけ、ほんのちょっとの外出時にも飲み水を持ち歩け……。僕の小言が終わるまで、しばらくの間、微動だにせず鼓膜拷問を受けていたお婆さんが、そろそろ帰っていいかと立ち上がった。

「あのよ、だからよお……」

「まだ何か？」

「トウモロコシ、熱いうちがいちばんうまいっちゃ」

＊

診療の空き時間にトイレに行こうとして席を立ち、廊下の窓から目をやると、さっきのお婆さんが見えた。下の階の薬局に立ち寄って血圧の薬を受け取った後なんだろう。そのまま見ていたら、お婆さんがせかせかと小走りで車道を横切っていくではないか！ 僕は窓ガラスに顔をつけて叫んだ。

「お婆ちゃん！ 走らないでったら！」

僕の声が聞こえるはずもなく、お婆さんは小走りで、いや、お婆さんの小走りだから走るといっても小学生のそれよりもずっと遅いものではあるが、そうやって低速の小走りで器用に車を避けながら、車道を渡り終えてバスに乗って帰っていった。

「無理しないで、来月必ずまた会いましょうね、お婆ちゃん」

思わずそうつぶやいていた。

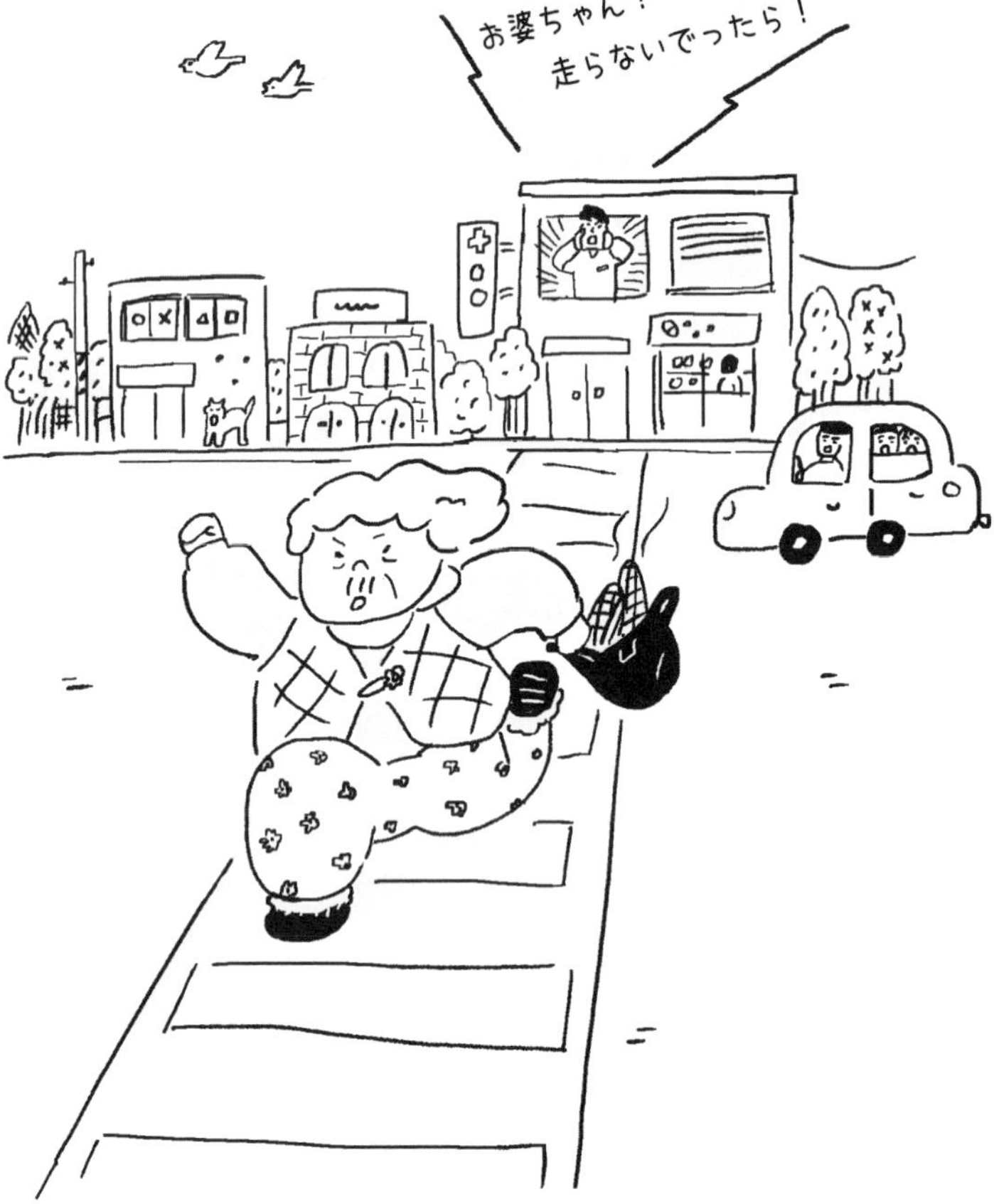
お婆ちゃん！
走らないでったら！

08

挨拶

僕らの診療所の昼休憩は午後一時から二時までだ。多くの医療機関と同じように、この間の一時間は休診としている。スタッフに毎日必ず一時間の休憩を保証しなければならないこともあるが、僕にとってもそんな時間が必要だからだ。

この時間に各自、昼食を取った後は、休憩したり用事を済ませたりして自由に過ごし、一時四十五分くらいになると午後の診療の準備を始める。とはいえ小さな診療所のことなので、準備するといっても大してやることもないのだが。

*

今日もいつものように午後からの五時間の労働の準備をし終えて、水でも飲もうと待合室に置いた給水器に近づいた時、診療が始まるのを待っているふたりのお婆さんが目に入った。椅子に並んで座ったふたりは何がそんなに楽しいのか、お互いの脇腹をつつき合いながらキャキャキャキャと笑っていた。

するとふたりのうち、ちょっぴり若く見える方のお婆さんがもうひとりのお婆さんの手をぎゅっと握り、耳元で何やらこそこそ囁いた。お婆さんたちのこそこそというのは、もちろん、診療所のどこにいても正確に聞き取れるボリュームだ。

「お姉さん！」

「うん？」

「長生きしてね！」

「うん、ありがとよ。あんたも長生きしろよ！」

力強く手を取り合い仲睦まじく診療を待っているふたりを背に、僕は診察室に入って受付名簿を確認した。

おや、苗字が違うところをみると、実の姉妹じゃないようだな。※

午後の診療が始まり、先に入ってきたお婆さんの診療が終わる頃、僕はさっきから気になっていたことが我慢できず、思わず尋ねた。

「一緒にいらしていたお婆ちゃんと仲良しなんですねえ？」

「誰？」

「さっき待合室でお姉さんと呼んでいた……」

「ああ、うん、親しいさ」

「ご近所さんですか？」

「知らんよ、さっき初めて会ったから」

そしてお婆さんは、「院長も長生きしてね」と言って出ていった。

〝長生きしてね〟という挨拶か……。

四十年と少しを生きてきた（これだって決して短い時間ではないのだが……）僕にとって、お年寄りたちのこの挨拶は今でもしっくりこない。これは彼らの一種の願いのようなものだろうか？

だけど気がつけば、生きてきた日数よりも、これから生きていく日数の方が短くなっている彼らにとっては、僕らには当たり前の〝また会おう〟という挨拶はもはや当たり前じゃないのだろう。だとすると、「長生きしてね」という挨拶は〝また会おう〟よりも現実味を帯びた、本当に単なる挨拶に過ぎないのかもしれないが。

僕は心の中で「長生きしてね！」という挨拶を何度も繰り返してみた。うん、悪くないね。

※韓国は夫婦別姓のため、結婚しても女性の苗字は変わらない。

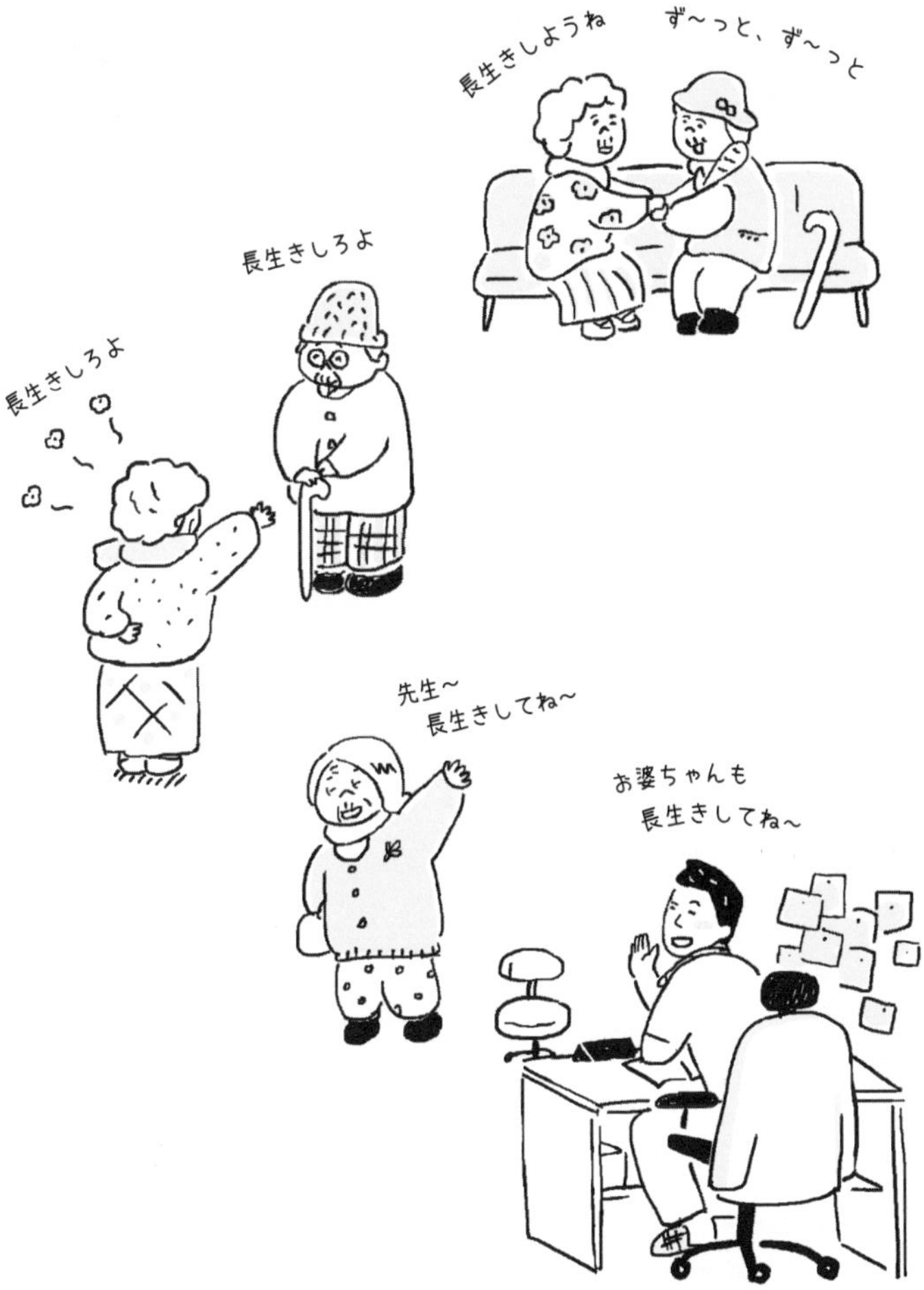
長生きしようね
ず〜っと、ず〜っと
長生きしろよ
長生きしろよ
先生〜
長生きしてね〜
お婆ちゃんも
長生きしてね〜

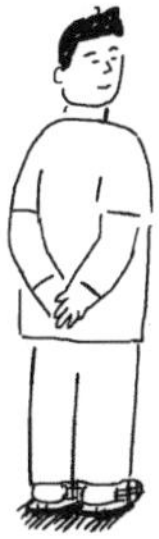

認める

やりたいことやって
食べたいもの食べて
楽しく生きて死ぬ方が
食べたいものも我慢しながら
つらい思いして長生きするより
百倍マシだわ。

本物のお婆さん

絶対に戸籍上の年齢が間違っているのだろうと思った。

たまにそういうことがあるだろう？　昔は出生届の事務手続きがおざなりで、実年齢よりも少なくとか、または多く登録されていたなんて話。とにかく、僕は、彼女が七十代だということをこれっぽっちも信じていなかった。

白髪も僕より少なくて、髪は染めているのかと思わず聞いたこともあったほど若く見えた彼女。足腰もしっかりしているし、会話のやりとりも実によどみなかった。

だから出生届の方が間違っているのだろうと僕が疑ったって無理もないのだ。同年代の人たちと比べてもさしたる持病もなく、たまに風邪で来院する程度の彼女のことを、僕は一度も「お婆ちゃん」と呼んだことはなかった。

そんなある日、彼女が何枚つづりかになっている書類を持ってきて、「健康診断で血糖値が高めと出たのよ」と言った。やがてこれが数カ月後には薬の処方が必要なレベルの糖尿病へと進行した。幸いなことにそれほど深刻なものではなく、薬ひとつで抑えることができる程度の症状だった。

ずいぶん前に子どもたちを独り立ちさせて、その後、夫も見送ってひとり暮らしの身になったという彼女は、それでもいくつかの仕事を掛け持ち、精力的に毎日を過ごしていた。老いて子どもたちに面倒を掛けるのだけは御免だと、あの年齢で週に三日は食堂でアルバイトをしていたほどだ（残りの四日は習い事だとか友達と遊ぶのにあれこれ忙しいから、週四日以上のシフトは無理だとも言っていた……）。

アルバイトの給料日と通院日が重なるときには、僕の好きなアイスコーヒーや餅の詰め合わせを一パック買ってきてくれることもあった。

買ってきてくれたコーヒーを小さいコップに分けて一緒にどうかと勧めると、自分はブラックは苦手だと言い、コーヒーといえば、砂糖とクリームまでセットになったミックスコーヒーをダブルで飲むのが常だったのだが、先生（僕のこと）が血糖値が上がるってうるさいから、もうコーヒー自体飲むことを止めたのだとも言った。餅は僕がどうぞと勧める前に、糖尿で食べられないから先生だけでもたくさん食べてとのことだった。

それ以降も彼女は、毎月同じような日にちの同じような時間帯に、きちんきちんと薬を受け取りに来院した。

ところが、ひと月分の糖尿の薬を受け取ってから幾日もたたないある日、彼女が再び診療所を訪れた。

「おや？　どこか痛むんですか？」

「どうして？」

「どうしてって？　今日はなぜいらっしゃったんですか？」

「糖尿の薬をもらいに来たに決まってるじゃないの」

僕はカルテに記載された前回の来院日を彼女に見せ、少なくともあと二十日分は薬が残っているはずだと伝えた。

「あら嫌だ、アタシとしたことが！」

「ご自宅で捜してみて、もし見つからなければまた来てください。でもきっとお家にあると思いますよ」

「そうだね、院長さんにお手数掛けちゃったわね」

「お手数だなんて……。でも、そうやって物忘れするところを見ると、ようやく本物のお婆さんになったみたいですね。僕はずっとお嬢さんだと思ってたんですけどね」

「ホホホ、嫌だねえ院長さん。両手でも孫たちの数を数えきれない歳よ。とっくの昔からお婆さんだわよ！」

だが、笑ってそこで終わりだと思っていた、ただ単純なエピソードに過ぎないと思っていたこの出来事が、その日以降、幾度となく繰り返された。まだ予定より早く来てくれる分には薬が切れていないからいいものの、ひと月分の薬を受け取ってからふた月後に来院することもあったほどだ。

「とっくに薬は切れていたはずなのに、どうして今頃いらしたんですか?」

「嫌ねえ、薬もらってからそんなにたってないわよ。今日は風邪で来たのよ」

きちんと投薬していた間は安定していた血糖値も、だんだん数値が不安定になってきて、僕はいよいよ不安になり始めた。

しかし、その不安さえも忘れてしまうほどに月日が流れたある日、介護保険施設から電話が掛かってきた。お婆さんが服用していた糖尿の薬と直近の検査結果を確認したいという担当医師からの電話だった。

なぜ彼女が介護保険施設に入院したのかと尋ねると、認知症だという。大学病院で診断を受けてから、入院治療のために介護保険施設に移ってきたとのことだ。

そうだった、彼女のあの性格だ。子どもたちに介護してもらうなんて絶対に嫌がるだろうし、介護保険施設に入りたいと言うだろう。

＊

そんなことがあってから、ずいぶんと月日が流れ、「ああ、あのお婆さん、どうしているかな……」なんてぼんやりとした考えさえ薄れてきた頃、なんと彼女が診療所にひょっこり姿を現した。久しぶりに会えて実にうれしかったのだが、どう挨拶すればいいのか、僕は適切な言葉が思い浮かばなかった。

「今日はどうなさいましたか？」

ようやく口をついて出た僕の挨拶とはこの程度である。

「どうも何も……糖尿の薬をもらいに来たに決まってるじゃない」

お婆さんは朗らかな表情で笑いながら答えた。つられて僕も笑ったが、すっかりごま塩になっていた彼女の髪に目が行った。

「薬。そうでしたね。痛むところはないですか?」

「ないわよ。ご飯もよく食べているし、元気よ」

「それは良かった。じゃあ、食堂のアルバイトも再開したんですか?」

「食堂?」

そりゃ一体何の話かと言わんばかりの表情に、僕はどう説明したらいいのかわからず焦った。

「ほら、給料日には、僕が好きなアイスコーヒーとかお餅を買ってきてくださったり」

「あら、院長、コーヒーが好きなの? アタシもコーヒー大好きよ。コーヒーはマキシムゴールドの黄色のが最高だわね。スティック二本を一度に入れるとちょうどいい味になるのよ」

そうそう。それでもミックスコーヒーのダブルショットは忘れずに覚えているんだなあ。

＊

それから数カ月間、何度か薬を処方した。

数値は以前より少し高かったが、幸い何とか僕の診療所でも対応できるレベルだった。だけどやはり心配になり、糖分も脂肪分もたっぷりのミックスコーヒーは控えた方がいいと忠告した。原則は原則だからだ。

「お断りよ！」

え？　お断りか。それでも僕は言葉を続けた。

「数値が上がるから控えた方がいいですよ」

「アタシの人生の楽しみなのよ、あれは。アタシゃ飲むわよ、何と言われようと」

「じゃあ、砂糖の入っていないやつにしてください」

「お断り！」

また、お断りだ。

「どうしてですか？」

「どうしてって……アタシの勝手でしょ」

「数値が上がると薬を増やさないといけなくなるんですよ。そうなると次にどういう問題が起こるかと言いますとね……」

「もう、あのね院長」

「はい?」

「患者に向かって、あれもダメ、これもダメって言わないでくれる? やりたいことやって、食べたいもの食べて、楽しく生きて死ぬ方が、食べたいものも我慢しながらつらい思いして長生きするより百倍マシだわ。だからアタシはミックスコーヒーも飲むし、餅だって食べるわよ。甘いコーヒーに蒸し餅を合わせたらどんなに最高か知らないの?」

僕は神経科の専門医ではないので認知症については詳しく知らない。

とにかく、お婆さんの発言を聞いていたら、認知症の症状のひとつに「正直になる」

というのがあるのかなと思った。

ミックスコーヒーを飲めば血糖値はすぐさま上昇するが、いくら飲むと言ったってせいぜい一、二杯だろう。しかも老人の糖尿治療の目標は、若い患者のそれよりも若干緩めでいいはずだとも思った。僕はすでにお婆さんに自発的に説得されていた。

「確かに、お婆ちゃんの言う通りですね。それほど飲みたいんだったら飲まなくちゃ。みんな、食べるために生きているんですもんね。おいしく飲んで、もし数値がすごく上がったら、その時は薬を調節しますよ」

以前言った〝お嬢さん〟というのはオーバーだったが、親戚のおばさんみたいな雰囲気だった彼女は、年相応のお婆さんらしく老人性の認知症に掛かった。

お婆さんの認知症は神経科の医者たちが一生懸命治療していて、そこで必死に闘病しているお婆さんは今、こうして僕を治療している。

そして僕は、彼女のことを心から「お婆ちゃん」と呼んだ。

そのせいか、お婆さんは髪がごま塩になっただけでなく、何だか腰もちょっと曲がったように見えた。笑うときにくしゃっと顔によるしわも、前より二倍は増えたみたいだし。

うん、ようやく本物のお婆さんらしくなったよね。

#10

チヂミ

けだるい昼下がり、雨もけだるそうに降り続いていた。雨の日にはチヂミとマッコリが恋しくなるとは昔の人はよく言ったもので、予想通り妻からメールが入った。

［今夜、チヂミにしない？］

僕は、そうしようと返事を打った。

タン、タン、タン……！

診察室の窓の外では、屋根を伝って流れ落ちる雨水がけたたましい音を立てていた。チヂミとマッコリか——だけど、僕にとってはチヂミと言えばマッコリよりも先に思い浮かぶことが、ほかにあった。

＊

あれはこの診療所を始めてから間もない、まだ手探り状態だったある日のことだった。ぜえぜえと激しく息を切らしたお婆さんがひとり、診療所のドアを開けて入ってきた。

思わず、以前働いていたERを思い出したくらいの激しい息遣いだった。

ERでは呼吸困難から最悪の事態になった例をたくさん見てきた。心配して駆け寄った僕を、お婆さんはちょっと待てと言わんばかりに手で制止した。うそのようだが一分もたたないうちに、お婆さんの呼吸は落ち着いていった。

お婆さんは心臓に異常が生じ、全身に血液をうまく送り出せない心不全を患っていた。診療所のある二階まで階段を上がると息苦しくなり、しばらく安静にしていないと呼吸が正常に戻らないのも心不全に見られる症状だ。

なんとか息を整えたお婆さんは、風邪からくる咳止めの薬をくれと言った。年は八十過ぎ、背丈は一五〇センチにも満たない小柄なそのお婆さんは、ありがとうとお礼を言うと処方箋を受け取って杖を突きながら帰っていった。

それ以降、お婆さんは同じような風邪の症状を訴えては時折、診療所に姿を見せた。階段を上がり、一分程度座って息を整えるのはいつも通りだったが、いつ頃からだろうか、白い上履きを履いてくるようになった。僕が小学校（当時は国民学校だったが）の頃に学校で履いていたような、白い上履きだった。

それから少したつと、今度はリュックサックを背負ってくるようになった。小柄なお婆さんにあつらえたかのようにぴったりの、小さいリュックサック。幼稚園の子どもたちが背負うとちょうど良さそうなそのリュックサックのポイントは、何と言っても真ん中にど派手にプリントされた〝スーパー戦隊パワーレンジャー〟だった。


「お婆ちゃん」

「うん？」

「カバン、かわいいですね」

「ああ、これね？　孫のおさがりだよ、もう使わないって言うからさ」


そうなのだ。このお婆さんはいつも、孫が飽きたり、成長するにつれて卒業したアイテムをきれいに洗って使っていたのだ。

それ以降、僕はお婆さんのファッションを通じて、彼女の孫のセンスを間接的に知ることになるのだが、幼稚園児らしくパワーレンジャーから始まった孫の好みは、やがて野球帽とジャージという、よくある感じに推移していった。

それからさらにしばらくすると、お婆さんのファッションは、メジャーリーグキャップにアディダスのジャージの上下、白い上履きというスタイルにアップグレードされた。ジャージは長すぎて袖と裾をぐるぐると折られ、もちろん背中には孫の初期アイテムであるパワーレンジャーのリュックを背負って。

そんなお婆さんが診療所に姿を見せると、スタッフたちは一斉に、かわいい、かわいいと連呼して微笑んだ。顔には出さなかったが僕もそう思っていた。

*

タン、タン、タン……。

その日も診療所の階段を上がるために、一段ごとに力強く振り下ろされるお婆さんの杖の音が鳴り響いた。しばらくして、診療所のドアが開くと、お婆さんの荒々しい息遣いが聞こえた。

僕は診察室を出ると、お婆さんを待合室の椅子に座らせて一分以内に呼吸が正常に戻るのを待った。ようやくしゃべれるようになったお婆さんは、僕を見てゆっくり口を開いた。

「今日は……こしらえてきたもんがあってな……」

お婆さんはゆっくりと体を動かして、背中のリュックを自分の膝の上に乗せた。

本邦初公開となったパワーレンジャーの内部は、実にこぢんまりとしていた。ジッパーで腹を半分ほどまで開かれたパワーレンジャーのリュックから、風呂敷にくるまれた弁当箱らしき包みが顔をのぞかせた。

「すぐ食べるのがいちばんうまいっちゃけど……、もう冷めちゃったからどうかねえ」

「今日は具合が悪くて来たんじゃないんですか？」

「うん、どこも悪くない。咳も出ないし。元気よ。じゃあまた」

〝これを持ってくるために、大変な思いして階段を上がってきたんですか？〟

僕の質問が聞こえたのかどうか、お婆さんは何も言わずにパワーレンジャーのリュックを背負い、ニューヨークヤンキースの帽子を被り直すと、僕の方を一度だけちらっと見て、杖を手にドアを開けて出ていった。

お婆さんが置いていったプラスティックの弁当箱には、温かいチヂミが入っていた。

半分はニラのチヂミで、もう半分はキムチのチヂミだった。

それ以降もお婆さんは、ひと月に一、二回のペースで診療所を訪れたが、そのうちのどちらかはチヂミの配達が目的だった。

「大変なんだからもう結構ですよ、二階までわざわざつらい思いしてまでどうして」と何度も言ったけど無駄だった。お婆さんは息も絶え絶えに階段を上がってきては、その度にパワーレンジャーから温かいチヂミを取り出して置いていってくれた。

＊

そして冬が過ぎ、春が過ぎ、夏が来た。

急にチヂミのお婆さんのことを思い出した僕は、スタッフに尋ねた。

「あのお婆さん、僕が留守の時にいらっしゃったりしてた？」

「いいえ。そういえばずいぶんお見掛けしていませんね。寒い冬ならともかく、暖かくなったらいらっしゃるかと思ってたんだけど……」

「まあ、どこも悪くないんだったら、それがいちばんだけどね」

お婆さんがどう過ごしているのか気になっていたまさにその頃だった。彼女のファッションの原点である孫を連れて、孫の父親であり、お婆さんの息子である男性が診療所に現れたのだ。

しかし、彼があのお婆さんの家族だとは想像もしていなかったところに、「ひょっとして、○○○という年寄りを覚えていらっしゃいますか……？」と突然切り出されたものだから、僕は心底驚いた。

「実は母がこの冬、肺炎を患いまして。ずいぶんと高齢なうえ、心臓も弱かったものですから……大きな病院に入院して治療したんですが、長くは持ちこたえられなくて」

男性の言葉に、僕は返す言葉を見つけられなかった。

しばらくぼんやりして、ようやく口にできたひとことは、独り言にも似たつぶやきだった。

「お婆ちゃんのチヂミ、本当においしかったのに……」

＊

終業時刻が近づいてきても、雨は一向に止む気配がなかった。

窓の外でざあざあと音を立てながら降り続いている雨は、一層雨脚を強めては地面を濡らしてどこかへ流れていった。雨音が奏でるタン、タン、タンという音を聞いていると、この音が、息を弾ませながら階段を上がってくるお婆さんの杖の音だったらどんなにいいだろうと思った。

もしそんなことがあるのなら。

本当にそんな奇跡があるのなら……。

僕はお婆さんの持ってきたチヂミをおいしいおいしいと食べながら、僕の中学生の娘よりもうんと小さいお婆さんをぎゅうっと抱きしめるだろう。

「パワーレンジャー、マジックフォース！」と叫びながら……。

11

花より息子

このお婆さん、実年齢は戸籍上の年齢より七歳も上なんだそうだ。

そう言われて計算してみると、目の前に座っているお婆さんは九十歳を遥かに上回っている。ちょっと腰が曲がり若干覇気がないものの、それでも大病もせずに生きてきて、今でも炊事洗濯もひとりでこなしていると言うから大したものだ。ただ、バスの乗り換えだけはどうしても馴染めないと、通院だけはいつも息子さんが付き添ってくれている。

息子と言っても、お婆さんの年齢が年齢だ。息子さんは真っ白な髪がふさふさしている七十代だ。しかし、近頃の七十代を昔の七十代と一緒に考えると大間違いだ。七十代の息子さんは車の運転も難なくこなすし、足腰もしっかりしている。いつも九十を超える老母を支えて、診療所の階段を力強く上がってくる頼もしい方である。

アレルギー性鼻炎持ちのお婆さんは、時々くしゃみにも似た咳が出るのだが、今日もその症状での来院だった。熱も痰もなく、呼吸音にも異常は見られなかったので、前回と同じ咳止めの薬を数日間服用すれば良くなりそうだ。

診療が終わりかけた頃、「ほかにお変わりないですか?」と、お約束のクロージングコメントでいつも通り問い掛けたところ、あろうことか、お婆さんと息子さん、ふたり同時に正反対の返事が返ってきた。

「ないです」

「あります」

僕は、「あります」と言った息子さんの方を見た。

「母が最近、ちょっと元気がないみたいでしてね」

「またそんなことを……！　院長さんに余計なこと言うんじゃないよ」

確かに連日のこの暑さじゃ、お婆さんが体力を奪われても無理はない。

僕はお婆さんに、ひょっとして畑仕事をしていないかと尋ねた。

「まあ、ちょ〜っとね。子どものままごと程度にさ」

そう言いながら顔の前に〝ちょ〜っと〟だけと差し出されたお婆さんの指先を見ながら、僕は決して小さくはない畑のサイズを想像していた。この歳で八月のこのクソ暑い中、何が楽しくて畑仕事なんか……なんて言ったところで無駄だ。それが九十年以上生きてきたこのお婆さんの生活であり、人生なのだ。

僕はお婆さんに点滴を勧め、横になって休んでいってくださいと言った。

ほっとしたような息子さんの表情と打って変わって、お婆さんはその年代の人たちの専売特許である「まったく、いらん世話を……」という捨て台詞とともに不満そうな顔をしながら、よたよたと診察室を出ていった。

点滴が終わるまで小一時間は掛かる。息子さんは、お婆さんが寝ている間に近所で用事を済ませてくると言って出掛けていった。

その後、待合室にいた患者を全員診療し終えて一息ついた僕は、点滴室にいるお婆さんの様子を見に行った。

「お婆ちゃん、畑は休み休みやったらどうです？　九十を超えているんですよ、これ以上まだ頑張るおつもりなんですか？」

僕の小言には慣れっこのお婆さんは、間髪入れずに「そりゃそうじゃね」と、守る気もない約束を口にした。

僕はお婆さんに、夜はちゃんと眠れているか、食事はきちんと取れているか、ひょっとして彼氏でもできたんじゃないかなどと、診察に必要な質問とどうでもいい質問（もちろんいくつかは本当に必要だ）を次々に投げ掛けた。

「ほかに、近頃気になることはありませんか？」

その瞬間、それまではきはきと答えていたお婆さんの表情が、うつろになった。

やっぱりそうか。僕の予感は的中した。ずっと言えずに我慢してきたと見えて、お婆さんは堰《せき》を切ったようにしゃべりだした。

「どんなに年を取ったってねえ、息子は息子なんじゃよ……」

お婆さんのこのひとことから見積もると、どうやらすぐに終わる話でもなさそうだ。僕は点滴室の片隅に置いてあった椅子を引き寄せて、お婆さんのそばに座った。

話によると、いつもお婆さんに付き添ってくれているあの優しい息子さんが少し前に胃がんだと告知されたそうだ。

健康診断で早期発見できたおかげで内視鏡で切除できたのは幸いだったが、これからは抗がん剤治療が必要になるかもしれないと、心配そうな面持ちでお婆さんは言った。

大丈夫、うまくいくはずだからと僕が励ましの言葉を掛けたところで、この言葉がお婆さんに対してどれだけの力になれるのかと思う。

心配でたまらないというお婆さんの表情を見ていると、彼女の疲労の原因は畑仕事なんかではなかったのだと気づいた。食欲も湧かず、夜も眠れなかっただろう。次々と襲い掛かる不安を振り払うには、きつい畑仕事でもしていないとやってられなかったのかもしれない。

「息子さん、実に気立てのいい方ですよね」

思わずそんな言葉が口を突いて出た。話の流れと僕のせりふはまったくつながっていなかったが、かといって今さら訂正するわけにもいかないし。ああ、ままようとうつむいていたところ、お婆さんがこちらに向き直って言った。

「そうさ。あれがどれだけよくできた息子かというとね……」

こう切り出されたお婆さんの話は、まだうんと小さかった息子さんの手を引いて、命からがら避難してきた時代に遡った。そうして数十年にわたる彼らの話は、どういうわけかちっとも退屈じゃなかった。

「いつもお婆ちゃんに付き添って診療所に来てくれるし、今日だってお婆ちゃんのためのサプリメントまで手配してくれているなんて、ずいぶんと親孝行な息子さんですよ、僕なんかよりもずっと。ああ、何だか急に僕の母に申し訳なくなっちゃったなあ」

それを聞いて、お婆さんが笑った。

別に笑えるほど面白い話でもなかったし、お婆さんの笑顔もどちらにもとれるような曖昧なものだった。

だけどお婆さんが笑ったのは間違いない。院長がこんなところで油売っている場合か、ほかの患者を診なくていいのかと、慌てたように僕を点滴室から追い出したところを見ると、ちょっぴり照れ臭かったのかもしれない。

現代医学で可能な限りの最善の処方も、ビタミンが豊富な点滴も、よくできた息子さんとの数十年に及ぶ思い出がもたらしてくれる安らぎには、とても太刀打ちできない。ともすると「治療」と呼んでいる僕の生意気な介入なんか、やってもやらなくても変わりない形式的なものに過ぎないのかもしれない……。

おっと、もうこんな時間になってしまった。

点滴室を出る時にちらっと見えたお婆さんの笑顔から察するに、そろそろ息子さんに迎えに来てもらうように電話をしてもいい頃合いだろう。

＃12

お婆ちゃんの爪

僕の祖母は、僕が小さい頃から本当にお婆ちゃんだった。

末っ子である僕の父が生まれたのは祖母が四十をずいぶんと過ぎてからのことだったので、僕が物心ついた五、六歳の頃の祖母は、すでに髪も真っ白な正真正銘のお婆ちゃんだった。

そんな祖母は、高齢になって授かった息子が結婚して最初に抱かせてくれた孫である僕のことを、たいそうかわいがってくれた。

やがて僕の下にきょうだいがふたり生まれた。

ふたりは当然のごとく両親と寝ていたのだが、僕だけはいつも祖母と一緒だった。僕が眠れないとぐずると、祖母はうれしそうに本を読んでくれたり、何十回も聞いてオチまで覚えてしまった昔ばなしをしてくれたりした。僕が眠りにつくまで、しわしわのやわらかい手で背中を優しくなでてくれたことや、じっとりと汗ばむ夏の暑い夜に朝までうちわであおいでくれていたことが、今でも鮮明に思い出される。

中学生になると僕は別の部屋を使うようになった。とはいえ、背中がムズがゆいときには祖母の部屋に駆け込み、ぐっすり寝ている祖母を起こしてはそのひんやりした手に背中を預けたまま眠り込むことも珍しくなかった。

僕が大学生になった頃には、祖母はすでに九十近い年齢になっていた。

もちろん視力も落ちて、針穴に糸を通すのもひと仕事、虫眼鏡を使っても新聞の文字がよく見えず苦労していた。

そんな視力の落ちた祖母の目の代わりを僕が務めていた。小さい頃、背中に手が届かない僕に代わって祖母が僕の背中をかいてくれていたようにだ。

そんな中で、とりわけ祖母がいつも申し訳なさそうに頼んできたことがあった。それが爪切りだった。

祖母が幼い頃は爪切りという道具そのものがなかったらしく、爪を切るときはもっぱらハサミで行っていたという。やがて爪切りが田舎の町まで普及したものの、この小さくて精巧な道具に馴染むには祖母はあまりにも年を取りすぎていたようだ。

爪切りで彼女の爪をパチパチと切り落とす僕を見て、祖母はいつも感嘆の声を漏らし、爪を全部切り終わるといつも「ありがとう」と言って抱きしめてくれた。

いつものように爪を切ってあげていたある日、僕はある不思議なことをひとつ発見した。祖母がいつも爪切りを頼むタイミングが、彼女が入浴を終えた後だということだった。

「お婆ちゃん、爪切りする前にわざわざお風呂に入っているの？」

「そう」

「なんで？　汚いって僕が嫌がるとでも思ったの？」

「それもあるけど、爪が湿っている方が飛び散らないだろう」


そんな祖母は、僕が医師国家試験に向けて集中していた頃、老衰から寝たきりになった。

普段から口癖のように「ションの試験が無事終わるまでは死ねないよ」と言っていたのだが、本当に、二日間にわたった国家試験が終わった、まさにその日の夕方に祖母は息を引き取った。

＊

もはや祖母に読んでもらえるわけでもないこんな文章を、なぜ今さら書いているのかというと、しわしわでふわふわのあの手をもう一度握りたくなったわけでも、もう一度爪を切ってあげたくなったわけでも、爪切り後にありがとうと抱きしめてくれる温かい胸が恋しくなったからというわけでもない。

ただ、さっき診察室の隅っこで爪切りをしていて、飛び散った爪を探すのにイライラしたからだ。本当だよ。

#13

待っています

正確な年度まで語ると僕の年齢が完全にバレてしまうので、数十年前ということにしておこうか。幼い頃、もっと正確に言うと、僕が国民学校［小学校］という所に通い始め、バスに無料で乗ることができなくなった頃のことだと記憶している。

ある日、僕は両親から、祖母を連れて近所の親戚の家まで行くというミッションを授かった。年端もいかない子どももと大層な老人のふたりだけで歩いていくには多少微妙な距離だということで、僕らは家の近くのバス停からバスで行くことになった。

バスに乗り込むと運良く空席があり、僕は祖母と並んで座ってガタゴト揺られながら目的地に向かった。

生まれてから数えるほどしか乗ったことのないバス。しかも母親もいない状態でそのバスに乗っているという事実に加え、祖母を連れていかなければならないという使命まで背負い、僕は不安と緊張で一杯だった。目的地に近づくにつれて、ドキドキして胸が張り裂けそうだった。

ある年齢以上の方ならご存じだろうが、当時のバスには車掌の役割を担っていたバスガールと呼ばれる女性乗務員が乗っていた。

「〇〇に行きたいので、最寄りのバス停で止めてください」とバスガールに告げると、バスガールがバスの扉をトントンと手で軽くたたいて運転手に合図を送り、運転手がバスを止めるという仕組みだった。余裕があるときは、バスガールが親切にバスの扉を開けてくれたりもしていた。

しかし、極度の緊張状態にあった僕は、そんな親切なシステムのことをすっかり忘れていた。ただ、どうすればバスを無事に降りられるのか、その一点のみに気を取られていた。

幸いなことに同じ停留所で降りるほかの乗客がいたおかげで、バスガールに目的地を告げるという大役は僕には回ってこなかった。不安と焦りで冷や汗まみれの僕にとって、幸運とも呼べる出来事だった。

ついにバスが止まると、僕は急いで立ち上がり、大人たちの後をついてバスの後部扉に駆け寄った。

だが、一体どれだけ緊張していたのか、僕は祖母の存在をすっかり忘れてしまっていた。はっとして座席の方を振り返ると、祖母はようやくシートから立ち上がるところだった。

僕は祖母に向かって、早く来てという手招きをして緊急状態にあることを伝えた。

三メートルあるかないかというその距離を、一歩、また一歩と歩いてくる祖母の速度はまるで時速一メートルくらいにのんびり感じられた。そわそわしていた僕は、ついに声を張り上げた。

「お婆ちゃん、早く！」

僕の叫び声を聞いて、バスの外で乗客が降りるのを待っていたバスガールが車内に戻ってきた。バスガールが祖母の小脇を支えながらステップを下りる間、僕はバスの通路の片隅で手持ち無沙汰のまま突っ立っているしかなかった。乗り合わせた乗客全員が僕の方を見ているような気がして、なんだか居たたまれない気分だった。

祖母を降ろし、僕の下車までを確認したバスガールがバスに戻りしなに言った。

「しっかりご飯を食べて大きくなって、今度は君が、私の代わりにお婆ちゃんを支えてあげるのよ」

バスガールは「オーライ！」と叫びながら、バスの扉を力強くたたいて去っていった。

だが僕は、バスガールとの約束を半分ほどしか守ることができなかった。言われた通りに僕はしっかりご飯を食べて大きくなって、いつの間にかあのバスガールよりも図体だけは大きくなったが、祖母と一緒にどこかへ出掛けても、支えてあげるどころか必ず数歩先を歩き、「お婆ちゃん、早く来て！」という言葉を繰り返すだけだったから。

祖母は孫の僕を本当にかわいがってくれたのに、どうして僕はたった数秒、数分を待つことができず、薄情な態度を取ったりしたんだろうか。

祖母が亡くなってから二十年たつ今頃になって、しみじみ思う。

＊

風邪で数日間咳が止まらないという常連のお婆さんが、ついさっき診療を受けて帰っていった。九十手前の年齢にもかかわらず、足腰も丈夫で耳もよく聞こえ、会話も不自由がない。ここで不自由がないという意味は、意思疎通が正確にできるという意味ではなく、とりあえず会話が可能だという意味だ。

ほかのお婆さんと比べると比較的スムーズに会話が成立するのだが、問題は聴診だった。このお婆さんのこだわりの重ね着《レイヤード》ファッションのおかげで、聴診器を当てるたびに毎回一苦労なのだ。

お婆さんは今日も分厚いセーターの下に、ちょっと薄手のセーター、ニットのチョッキ、薄手のカーディガン、シャツ、下着までをしっかり着込んでいらっしゃった。

聴診器を見せて、「お婆ちゃん、聴診しますよ！」と言うと、お婆さんはしわしわの手を震わせながらボタンをひとつひとつ、ゆっくり、うやうやしく外していく。お婆さんなりに急いでセーター二枚、チョッキ、カーディガンの前を開けているつもりなのだろうが……。うっかり睡魔に襲われるほどの静寂が流れてようやく、シャツが現れた。

参考までに付け加えると、これらの服のすべてがボタンで留められていて、便利で手っ取り早いジッパーはおろか、スナップボタンのひとつもない。

最後の関門であるシャツのボタンは、グリーンピースよりも小さくて、手元がよく見えないお婆さんはボタンを探すことすらままならない。なんとか残りのボタンを開き終えると、お婆さんは大きくため息をつき、僕は頭が真っ白になっていた。

正直なところ、聴診なんて三十秒もかからないのだが、お婆さんの一生懸命なまごころに応えようと、僕は時間を掛けてあちこちに聴診器を当てた。まあ、お婆さんのまごころを考えたというより、僕の気持ちのバランスを立て直すために少し時間が必要だったという方が適切か。

紆余曲折の末に診察が終わると、お婆さんはまた元のレイヤードファッションに戻った。組み立ては分解の逆再生だ。手伝ってあげたい気持ちは山々だが、診療以外の目的で女性の体にタッチすると十年の免停になるという、美しい医療法のためにも、ただ、ひたすらに、待った……。

分解よりもずっと時間の掛かる組み立て段階を経て、ようやくこだわりのレイヤードファッションが完成した。

「当分、冷たい風に当たらないように気をつけてくださいね」という最後の挨拶をして次の患者を診療していると、処方箋を手に握りしめたお婆さんが診察室にちらっと顔をのぞかせた。

「そう言えばだけどね。アタシさっき、お腹が痛いって話はしたっけねえ?」

結局お婆さんは次の順番で、再び診察することになった。

問診ののち、お腹を診察しようとなると、お婆さんは「ちょっと待ってね……」と言いながら、おぼつかない手つきでセーターのボタンを探り始めた。

また僕は、ひたすら待った。

それこそ何時間も掛かることでもない。幼い頃に焦燥感から「お婆ちゃん、早く!」と叫んでいたあの頃を、しばし思い出すくらいにぼんやりしていればいいだけの話じゃないか。

今日は何だか、お婆さんの服にずらっと並んだボタンがとても愛《いと》おしい。

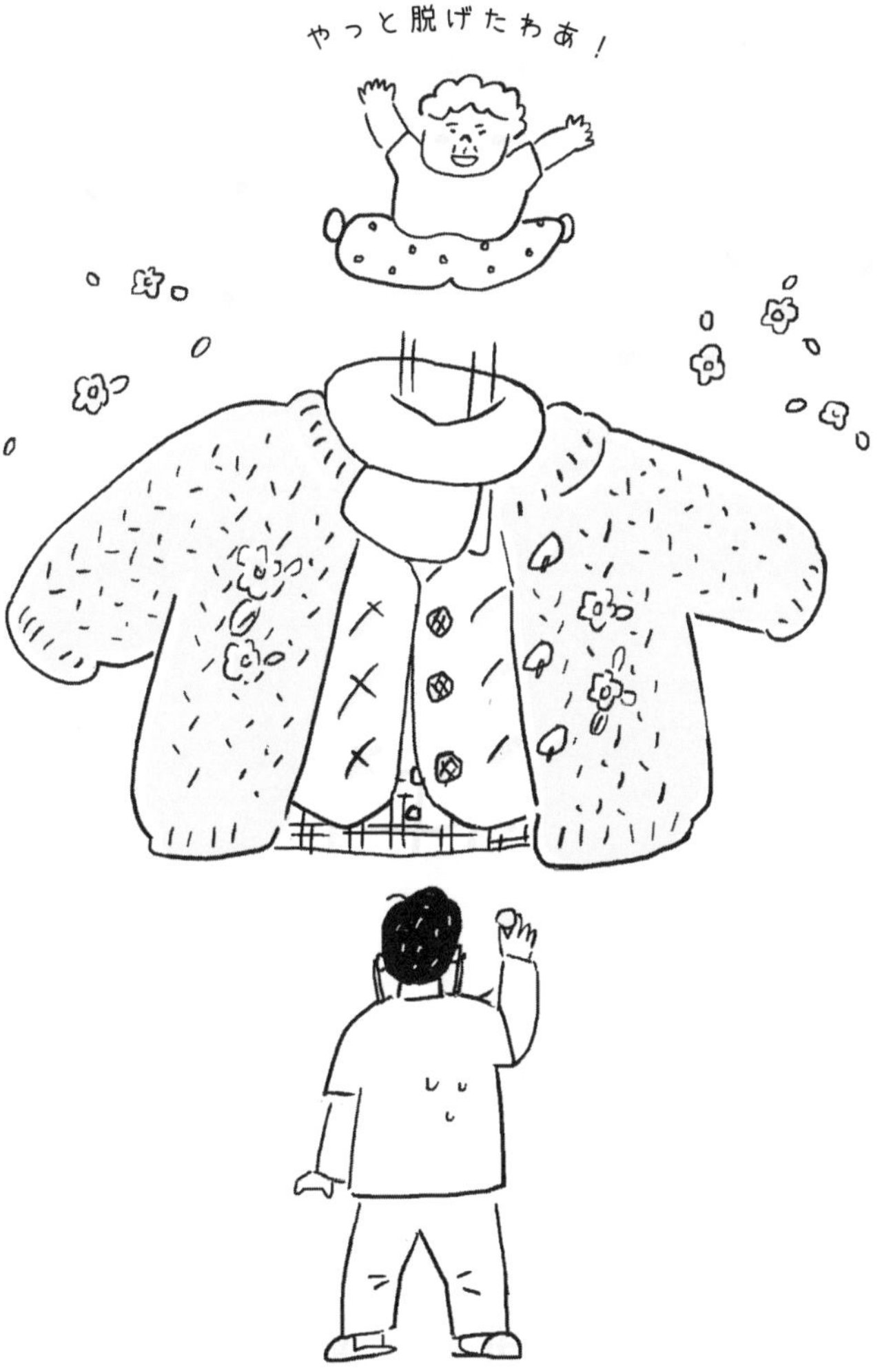
やっと脱げたわあ！

#14

僕は美男子

あるお婆さんが三年ぶりに診療所にやってきた。会社勤めをしている末娘が子どもを産んだそうで、娘の家に行って孫の面倒を見るのに忙しかったのだと言う。幸い、今日は軽い風邪での来院だった。

「注射室で思いきりプスッと、お尻に注射打ってもらってください。月曜日にまた来てね」

「そりゃそうと……」

「そりゃそうと？」

「道ですれ違っても、気づかんじゃろうね」

「え、誰？　僕ですか？　どうして？」

「院長さん、顔色がずいぶんと良くなったわいね」

「それは……太ったっていう意味ですね？」

お婆さんは驚いたように目をパチパチさせて言った。

「違うわい。良くなったのよ。表情も明るくなったわい」

「運動もしないで家でごろごろしてばかりいるから、色白になって、ふっくらしたってことかな？」

お婆さんは違うと首を振った。

「いいや、そうじゃない」

「じゃあ、どういう意味ですか？」

「美男子になったってことよ」

「ええっ？　これで良くなったんだったら、以前はよっぽどひどかったんでしょうねえ？」

僕は腹の底から笑いたい気持ちをぐっとこらえようとして、逆に眉間にしわを寄せてしまった。その顔を見て焦ったのか、お婆さんがまた口を開いた。

「違う、違う、アタシが言いたいのはさ……」

そう言い掛けて、お婆さんはちょっと目をそらした。目をそらすというのは、これ以上どうしたらいいのかわからないお婆さんが選択できる、唯一のリアクションだったのかもしれない。

「大丈夫ですよ。もし外ですれ違って、お婆ちゃんが気づかなかったとしても、僕から親しげに声を掛けますからね。余計な心配しないで、今日の薬をちゃんと飲んで月曜日にまた来てね、お婆ちゃん」

「うん、月曜日にね。でもねえ」

「何です、まだ何か？」

「院長さん、美男子になったんよ、本当じゃよ」

「わかったわかった。僕、忙しいんだからもう帰って。車に気をつけてね」

次の患者を診ていると、診察室を出て処方箋を受け取るため受付の前に立っていたさっきのお婆さんが、ついに独り言を言った。

診療所中に響き渡るどころか、建物から漏れ出してもおかしくない一〇〇デシベル級の独り言だった。

「ここの院長さん、本当に美男子じゃわ」

そうだね、お婆さんがそこまで言ってくれるのだから、美男子だってことにしておこうか。僕は美男子だったんだなあ。ちょっといかついけれどね。

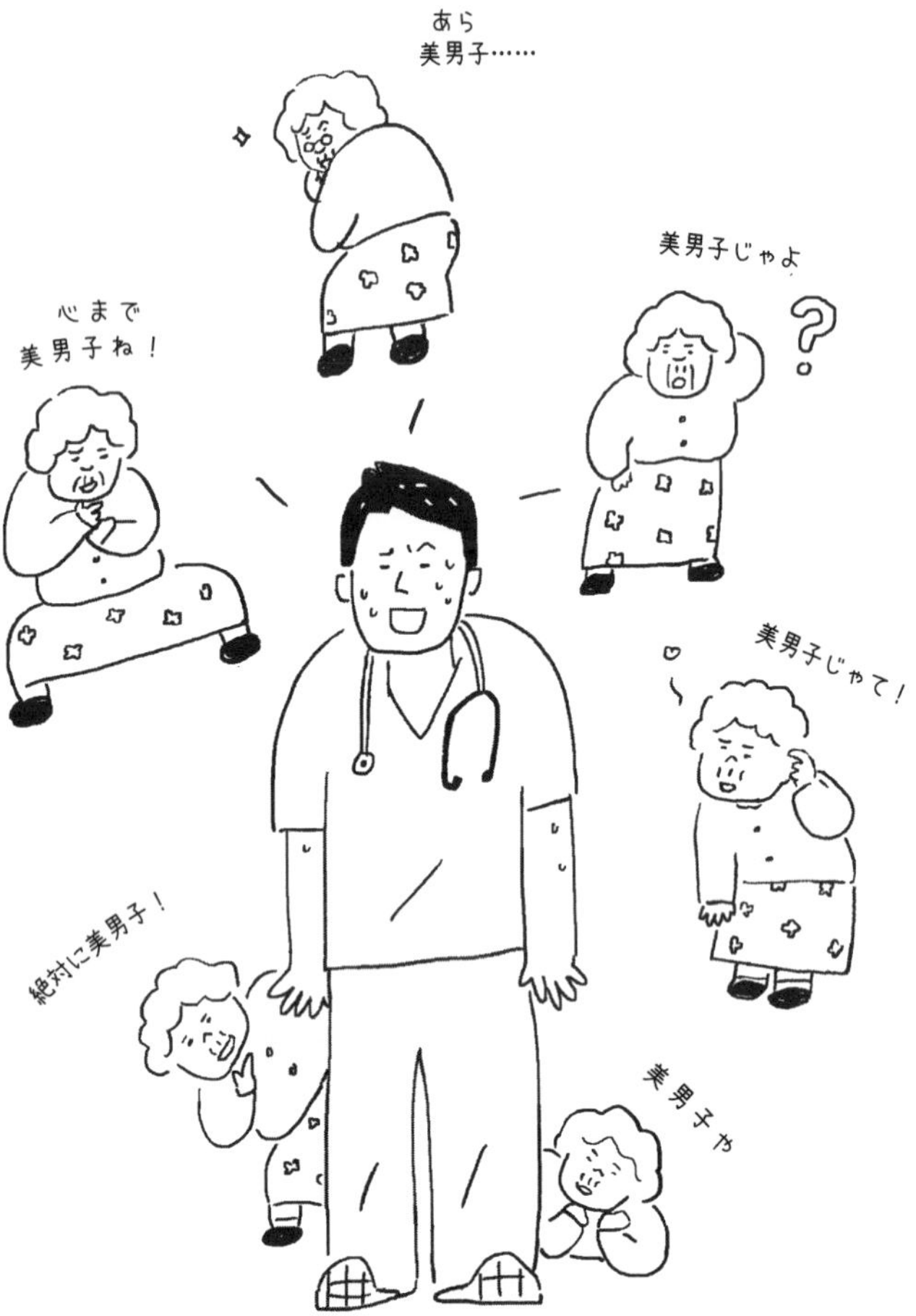
あら
美男子……
心まで
美男子ね！
美男子じゃよ
美男子じゃて！
絶対に美男子！
美男子や

15

三月十四日

三月十三日の午後――。

生真面目なお婆さんたちのおかげで戦争みたいに多忙を極めた午前の診療を終え、贈り物のような穏やかな午後を迎えていた。

週末を控えているという心の余裕からか、時間もゆっくりと流れている。別に面白くもないが、ただ結末が気になるだけの小説を再び手に取ってページをめくっていると、常連のお婆さんがひとりやってきた。

いつもと変わらぬモノトーンのファッションに身を包んだそのお婆さんの手には、服装に不釣り合いなピンク色のバスケットが握られていた。バスケットを大事そうに椅子の横に置いたお婆さんは、「風邪だと思うんじゃがね」と言った。

いつものように問診して、いつものように胸の音を聞いていたのだが、気持ちはどうしても足元に置かれたまぶしいピンク色のバスケットの方に行ってしまう。

このバスケットは一体どうしたのかと尋ねたかったのだが、残念なことに質問するタイミングを逃したまま、そして僕らの対話は「薬を飲んでも咳が止まらないようだったら、また来てください」という平凡な決まり文句で締めくくられて、お婆さんは診察室を出ていった。

しかし、どういうわけか、気になって仕方なかったあのまぶしいピンク色が視界の隅に消えずに残っているじゃないか。

おやおや、バスケットを忘れていっちゃってるよ。

お婆ちゃん、バスケット持っていかないと。

「ああ、それ？　置いていったんよ」

「どういうことですか？」

「ホワイトデーじゃよ」

「え？」

なるほど、ホワイトデーか！　いや、今日は……三月十三日。ホワイトデーは三月十四日だから、明日じゃないのかな？

「ホワイトデーは明日ですよ」

「そうなんけ？　じゃあ明日食べんしゃい」

粋なお婆さんは、振り返りもせずに颯爽と診療所を出ていった。チェーン店のＰパン屋のロゴが鮮やかに印刷されたピンク色のホワイトデーバスケット。

僕はデスクの上に乗せたバスケットを眺めながら、お婆さんたら、ホワイトデーがどういう日なのか知っているのかなあと思った。

そうこうしていると、すぐに次の患者がやってきた。僕はピンクのバスケットを診察室の隅っこに置くと、消毒液のポンプを押して手に出し、両手をこすり合わせながら患者が入ってくるのを待った。

次も常連のお婆さんだった。このお婆さんは診療所に来るたびに、僕の白衣のポケットに何かを突っ込んでいってくれる人だ。いつも「どうぞお気遣いなく」と遠慮するのだが、それでもお婆さんはたい焼き一匹とかお菓子一袋、あめ玉数個を僕のポケットに突っ込んでいってくれた。

ところで今日はどういうわけだろう？　お婆さんがビニール袋に入った何かをデスクの上にトンと乗せた。白衣のポケットに入れるにはあまりにも大きな一リットルの牛乳パックだった。

急に牛乳だなんて。それもこんなに大きな……と思った瞬間、僕の脳内で、〝白い牛乳↓ホワイト↓ホワイトデー〟という連想ゲームが素早く展開された。

ハハハ！　お婆さんのセンスったらニクイね。

クイズの正解を解き当てたようにテンションの上がった僕は、お婆さんに聞かれもしないのに問題の答えを言った。

「ホワイトデー！　白だから牛乳なんでしょう？」

「あ？　何だって？」

「牛乳は白いじゃないですか。ホワイト」

「牛乳好きなんけ？　アタシゃお腹が緩くなっちゃうからどうも牛乳は苦手なんよ。後で小腹が空いたときにでも飲みんしゃい。そのうちあったかい季節になったら、シッケ［餅米を発酵させて作る飲み物］作ってきてやるから」

「え〜っと……」

＊

ホワイトデーがなんだ、バスケットがピンク色ならなんだ、男性から女性に贈り物をする日に女性からもらったからって、なんだ。僕も牛乳を飲むとお腹を壊しがちだけど、それくらいどうしたっていうんだ。

彼女たちにとって、時に僕は必要な人間であり、また時にはこうしてもったいないほどに気に掛けてもらったり、愛してもらっているのだから、これ以上何を望むというのか。

誰かのことを好きでいることが、これほどまでに自然で日常的でいられるなんて、どんなに素敵なことだろう。

そんな信念があるならば、僕は一生を愛する彼らとともに生きて年を取り、滅しようと思う。

……なんて、久しぶりにお婆さんたちからプレゼントをちょっともらったからって、いい人ぶってカッコつけてみた。

だけどやっぱり、相変わらず僕は未熟な医者だ。

耳の遠くなったお婆さんたちに、何度も同じ言葉を繰り返させられるときにはどうしてもきつい顔になってしまうし、僕のちょっとした意地に対し、お婆さんが子どもみたいにすねようものなら、僕はその三倍はすねるようなやつだ。

僕はいまだにいい医者ではないが、それでも昨日より少しでもマシな医者になりたいし、そうなろうと努力している。一生掛かりそうな長い宿題となっても、感謝の気持ちで取り組むつもりだ。

それが僕に課せられた幸せなミッションだと信じながら。

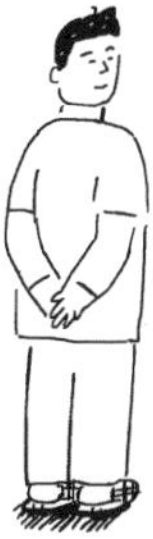

適応

心停止して意識のない患者を元通りにすることが
仕事のすべてではないということを、
そして、面白くもなく退屈で、
胃痛や不眠症までもたらした最悪の日常が、
結局は僕を守ってくれていたということを、
僕はずいぶんと長い間かかってようやく気づいた。

#16

人生を変えた宿題

お爺さんが亡くなった。

僕には父方の祖父、母方の祖父のほかに、実はもうひとり祖父がいた。僕の母を実の娘のようにかわいがってくれていた〝お爺さん〟がその人だ。

お爺さんが運営していた診療所は幼い頃の僕にとって、時には公園みたいな遊び場でもあり、時には診察を受け、注射を打たれる場でもあった。

田舎町の小さな診療所の院長だったお爺さんは、四十年以上にわたってこの土地で毎日診療所を開け、患者を診てきた。そんなお爺さんの背中を見て幼い僕は医者を志し、そして実際に医者になった。

そのお爺さんが亡くなったのだ。

残されたお婆さんが僕に言った。お爺さんの診療所を継いでくれないかと。それがお爺さんの遺言だったたと。

「シヨン君、爺さんの診療所を継いでくれんかね？」

「せっかくですが、お婆さん。僕の専門は救急救命なんですよ。お爺さんの診療所での仕事とは勝手が違いすぎますよ……」

総合病院のＥＲで働きだして十年になる頃だった。救急医学が僕の専攻だったし、専門ライセンスにも「救急医学専門医」としか書いてなかった。うんざりするほど毎日苦労が絶えなかったが、その何十倍もうんざりするほどやりがいもあったレジデント［研修医～専攻医］生活を終えて、ようやく専門医になって数年がたっていた。僕にも専門医としての自信が少しずつ芽生えて、専攻医だった頃とは違ったやりがいや面白さを感じ始めていた、そんな矢先に突然降って湧いた話だった。

一度は断ったものの密かに悩み抜いた結果、結局、僕は、お爺さんの遺志を無視し続けることができなかった。

医師になってから毎日袖を通してきたＥＲのユニフォームを脱ぐことにしたのだ。

そうと決めてからは、実に早かった。

ＥＲでの僕の後任者を雇い、田舎町に引越しをし、診療所の掃除まで終えるのにかかった日数はわずか十日だった。

＊

診療所のデスクに座ってみたら、自分でもしっくりこなくてそわそわした。

ほんの二週間前までは、生死の境をさまよう人々に向き合い、切断した手足から噴き出した血が天井まで飛び散るような凄絶《せいぜつ》な現場にいたのに。

そんな僕が、町の市場の近くに建つひなびた小さな診療所の、一坪ちょっとあるかどうかの診察室に座っているのだ。この診療所を訪ねてくる患者たちにどう接したらいいのか、要領がつかめないのも無理はなかった。

お年寄りたちが二階の階段を上がるのに息が切れると言えば「息が切れるのは肺か心臓に異常があるはずだから一刻も早く！」と救急外来に送り出し、消化が良くないと来院したお年寄りには「珍しいケースだが心筋梗塞が胃もたれのような症状を起こすこともあるから一刻も早く！」と救急外来に送り出し、糖尿や高血圧で来院すれば「それは僕の専門分野ではないので……」と言って近くの内科に送り出し、咳が出ると言われれば「これくらいなら家で水をたくさん飲んで休んでいれば治りますよ」と言ってはそのまま帰し、体がだるいので点滴を打ちたいと言われれば「そのお金で肉でも買って食べた方がいいですよ」と言っては家に帰した。

患者たちは僕の言葉に納得しようともしなかったが、僕だってどうしようもなかった。医師になってからの現場で僕が学んできたこととはそういうものだったし、十年間やってきた診療の方法だったから、それがベストであると自分で信じていた。

そんなふうに僕がそれまでのやり方に固執すればするほど、納得できない患者たちとは対立し、時には声を張り上げることもあった。

僕は言うことを聞かない患者にいら立ちを募らせ、患者たちもまた頑固一点張りの僕のせいで苦労した。


ある日、スタッフと食事をしていた時に、誰かが言った。

「こんなことじゃ、この診療所、いつか潰れちゃいませんか」

「潰れたからってどうだってんだ。そうなったら僕はまたERに戻るよ」

本気でそう思っていた。

当時の僕はその時が来ればいつでもERに舞い戻ってやるという気持ちでいたから。

一日中、座りっぱなしでいないとならない狭苦しい診察室も大嫌いだったし、医者に掛かるまでもない症状をまるで大病みたいに大げさに振る舞う患者たちも大嫌いだったし、大きい病院に行きなさいと強く言っても言う通りにしない耳の遠いお年寄りたちも大嫌いだった。

そのうち僕は、生まれて初めてのひどい胃炎に悩まされるようになった。

ERで交代勤務をしていた頃でさえ経験したことのなかった睡眠障害にも悩まされた。次第にさまざまなことに過敏になり、気持ちも暗く落ち込んでいった。

その頃の僕はきっと、環境の変化に馴染めずにうろたえているダサい自分の中にある、被害者意識と不安を周囲の人々にぶつけては、誰も得しない疲れるだけの争いをしていたのだろうと思う。

*

そんな退屈で憂鬱な時間を過ごしていたある日、ひとりのお婆さんがやってきた。

時折風邪薬をもらいにくるお婆さんで、僕の処方が気に入ったのかどうかは知らないが、別の病院でもらっていた糖尿の薬を持参して、同じものを処方してくれと言う。

僕は、レコーダーの再生ボタンを押したようにいつもと同じ答えを口にした。

「内科に行ってください。僕は糖尿病については専門外なんです……」

もちろん、うそじゃなかった。ERで僕が接してきた糖尿病は、もともと糖尿病を患っている人たちの中でも容体が急変して意識を失ったとか、舌に一滴の水も残っていないほどの急激な脱水状態になったとか、一分間に呼吸を一〇〇回近く繰り返すほど命の危険があるなどの場合に限っていた。

僕ができることは、重篤な状態を誘発した原因をいち早く突き止めることと、それに見合った適切な応急処置を施して、ERに来る前の状態に近づけてあげるところまでだった。そこから先は内科または家庭医学科※で普段通りに管理をすれば良いのだし、僕の業務外である。

だから日常的に糖尿の管理をしてくれと言うお婆さんに、「僕は糖尿病は門外漢」と断ったことは紛れもない真実だった。なのに、このお婆さんときたら僕の真実の告白を信じるどころか、「またまた、うそ言っとらんで……」と取り合おうともしない。「そんなこと言わずに処方してくれ」というお婆さんと、「そんなこと言わずに内科に行ってくれ」という僕の一歩も譲らない攻防戦が続いた。

もうお気づきだとは思うが、先に白旗を上げたのは僕だった。勝敗を分けた決定打はお婆さんの言ったこんなひとことだった。

「どうか院長さん。人ひとり助けると思ってやってくれんかね」

〝人を助けることは僕の専攻である〟という考えに頭をガツンとやられた瞬間、僕は両手を挙げて降参するしかなかった。

その場での処方はそれほど難しいことではなかった。お婆さんが前の病院で処方されていた薬をそのままコピーすればいいのだから。問題はひと月後の処方だった。今日の薬が切れる頃にお婆さんは再び来院するだろうが、その時に同じ処方を繰り返すわけにはいかないのではないか。

糖化ヘモグロビン［直近の一〜二カ月の血糖値の変化の平均値の指標として使用］もチェックしなければならないだろうし、ほかにもいくつか確認すべきことがある。血糖の調節がきちんとできているかを確認しないと、薬を出そうにも前回と同じままでいいのか、服用量を増やすべきか減らすべきかすらも決められないのだから。

結局、僕は内科の書籍を繙《ひもと》いた。最新ガイドラインを検索し、糖尿病の種類をもう一度頭にたたき込み、それに合わせた薬の用量と用法を把握し、副作用まで調べ上げたところで、急に恨めしい気持ちが押し寄せてきた。僕にこんな宿題を出したお婆さんが憎かった。

しかし、乗り掛けた船だ。僕は医者であり、彼女は患者なのだ。

ついに僕は糖尿病関連の研修講座にまで出席する羽目になり、おかげで、退屈でつまらないと思っていた慢性疾患についても少しずつだが関心を持ち始めた。

そして予想通り、お婆さんは一日のくるいもなく正確に三十日後に再び来院した。

血糖測定のために椅子に座ったお婆さんの腕から血液を採取した。毎日死と隣り合わせの人たちを見ていた僕にとっては、彼女からほんのちょっぴり血を採り出したとて何も思うことはない。見たところ、特に異常もなさそうだ。


「お婆ちゃん」

「なんだい」

「お婆ちゃんのせいで、頭が爆発しそうですよ」

「院長さんが？　なんでまた」

「糖尿病の勉強をさせられてるでしょ」

「おんやまあ！　じゃあアタシ、これからもここに通ってええんじゃね？」

＊

十年前、僕に糖尿病の宿題を押し付けたあのお婆さんが、つい今しがた、診療に訪れていた。毎月糖尿病の薬をもらいにくるお婆さんは、時折、孫たちのお土産のために買った（近ごろの子どもは見向きもしない）伝統菓子やヨーグルトをおすそ分けしてくださるのだが、今日のメニューは餅だった。僕らは診察室で一緒に餅を食べた。

「アタシが餅なんか食べて大丈夫かね？」

「きちんと管理できているし、これくらいなら食べても大丈夫ですよ。最近は数値もとてもいいですよ」

実際、お婆さんの糖化ヘモグロビンは6.5～7パーセント前後を維持するという好ましい状況だった。だから「餅のひとつぐらい問題ない」という僕の言葉は、十年前のあの時と同じくうそ偽りない真実だった。

お婆さんは、僕の親指よりも小さな粉餅を実にうまそうに食べてから言った。

「院長さん、元気でね。じゃあ来月また」

「はい、薬をちゃんと飲んで、来月また薬が切れる前に来てくださいね」

「はいはい。じゃあね」

窓口に向かったお婆さんは、喉が渇いたと見えて待合室にある給水器の水を一杯飲んでから独り言を言った。

「ふう。この診療所がなかったら、アタシゃ生きていけんわね」

心停止して意識のない患者を元通りにすることが仕事のすべてではないということを、そして、面白くもなく退屈で、胃痛や不眠症までもたらした最悪の日常が、結局は僕を守ってくれていたということを、僕はずいぶんと長い間かかってようやく気づいた。

そして僕の日常は続いている――。

「長男が四十を過ぎても結婚する気配もなく心配で食欲も湧かない」と言うお婆さんの愚痴を聞かされたかと思えば、「七十を超えたらアソコがアレで、な？　あの薬、そう、アレ。とにかくあの薬を飲まなきゃならん」と言うお爺さんを診たり、「夜中にエアコンをつけっぱなしで寝たら赤ちゃんが風邪を引いたんです、扇風機ならつけても大丈夫ですか?」と言う若いお母さんの相談を受けたりする、そんな日常の連続……。

今日も僕と僕の周りの人たちは、生きているからこそ可能な、終わりのない日常の中で、こうしてお互いを生かし、生かされながら、ともに生きている。

※家庭医学科…症状や部位にかかわらず、家族単位で持続的に診療する、かかりつけ医のような科。

17

終わり方

間違いない。胸部を圧迫するタイミングと連動する血管の動きの間に、ほんのかすかにだが存在している別の動きがあった——脈拍だ。

「ストップ！」

患者の胸部を必死に圧迫し続けていた後輩の専攻医が、僕の短いひとことでとっさに手を止めた。汗をびっしょりかいた彼の視線につられて、蘇生チーム全員の視線が一斉にモニターに注がれた。

脈拍が戻った！

僕はフォーカスチャーティング〔患者の状態の記録〕をつけていた看護師に時間の確認を促し、「ROSC〔心拍動再開〕」と告げた。脈拍が戻ったということは患者が蘇生したことには違いないが、脳を含む身体機能のすべてが助かったと言うにはまだ早い。止まっていた心臓が再び自発的に動き出したということに過ぎないからだ。

だがとにかく、わずかな火種だけでもつなぐことができたのだから、後は燃え上がらせてやれればいい。その場にいた全員が一瞬だけほっとした顔を見せたのち、すぐに次にすべきことに向けて慌ただしく動き出した。

死から生に運良く舞い戻ったこの患者は、病棟の入院準備が整い次第、ICU〔集中治療室〕に移ることになるだろう。

野球選手ならば三度の打席のうち、一度でもヒットを打てば力があると認められる。

一方、救急救命科の医師の場合は、三人の心停止患者のうち、ひとりでも生き返らせることができたならば、その医師はもはや人ではなく神だ。

病院内で起こった心停止の場合でさえ、蘇生の確率というのは決して高くはない。ましてや病院の外で心停止して搬送されてくる場合なら、その確率はほぼゼロに等しい。つまり、「ＲＯＳＣ！」と叫んで、患者をＩＣＵに送り出すケースよりも、「霊安室に連絡してください」と言う方がずっと多いのが一般的なのだ。

三割どころか、たった一割にも満たないさみしい打率だが、どういうわけか運良くヒットでも打てた日には、内心、得も言われぬ充足感に満たされながら、体のあちこちを各種機械につながれた患者をＩＣＵに送り出すことができる。しかし、ほとんどの人は同じように各種機械につながれたまま、僕の手にかすかなぬくもりだけを残して消えていった。


今日、僕はまたひとつの死を経験した。

それも、ＥＲにいた頃とは違い、僕の目の前での死ではなく、〝三カ月〟という時を介した死だったが……。

*

高血圧かつ糖尿病の症状があり、月に一度、必ず来院するお婆さんがいた。そのお婆さんの隣にはいつもお爺さんが一緒だった。お爺さんはお婆さんより五歳ほど年上だったのだが、ふたりとも七十代で、腰も少し曲がった老人だ。

その年代の老夫婦の多くがそうであるように、お爺さんは口数が少なく、お婆さんはお爺さんの分どころかその何倍もの実に多種多様なレパートリーを持つおしゃべりな人だった。

ところでいつ頃からだったか、お婆さんがひとりで診療所に来るようになった。何かあったのかと理由を尋ねてみると、お爺さんが畑で転倒して、検査したところ足の骨にひびが入っていたのだという。しかしすぐに手術をするほどではなかったので、ひとまず包帯できつく固定して様子を見ていたが、何がいけなかったのか、近頃では歩くことすらままならなくなってしまったのだそうだ。

それからまたずいぶんとたって、お婆さんが、ひとりで薬を受け取りに来た時のことだ。僕は世間話程度に軽い気持ちで聞いた。

「お爺さんの具合はどうですか？　そろそろ歩けるようになったんじゃない？」

僕の問い掛けはただ、お爺さんが最近どうしているのか気になって聞いただけであり、お婆さんが「うん、問題ない」と言ってくれると予想して口にした軽い挨拶に過ぎなかった。何なら、「お爺さんが早く回復して、また、ふたりで手をつないでいらっしゃらなくちゃね」という次のせりふまで準備していた。

まったく予想外のお婆さんの返事さえなかったら、僕はいつもどおり、幼い子どもみたいな能天気さで準備していたせりふを言っていたはずだ。

「ああ。もう三カ月くらいになるかねえ……。あのクソジジイがひとりで逝っちゃってからさ」

「えっ？　どうして？」

思わず聞き返してしまった。その言葉に対して、お婆さんがあれこれと説明してくれたのだが、どういう話だったのかまったく頭に入ってこなかった。やっぱり聞くんじゃなかった。


お婆さんの話をうつろな気持ちで聞いている間中、僕は〝クソジジイ〟の顔を思い出そうと努力していた。

最後に会ってから何カ月もたっていたこともあり、その顔をはっきりとは思い出せなかった。

いつも両手をきちんと重ねたまま、ひとこともなく診療室の片隅にたたずみ、診療には何の関係もなさそうな話を嬉々としてしゃべり続ける妻を静かに見守っていた、ひとりの男の姿がおぼろげに思い浮かぶだけだった。

そして、お婆さんのおしゃべりと僕の小言がすべて終わると、深々とお辞儀をして、妻の後ろについて診療室を出ていった。

その後ろ姿のように、彼についての記憶も僕に背を向け、ぼんやりとにじんでいった。

気がついたら、ひととおり話し終えたお婆さんが席を立つところだった。

ER時代、僕は「〇時〇分、ご臨終です。職員が霊安室にご案内します」という言葉を幾度となく口にしてきた。

前でも述べた通り、僕の打率は一割にも満たなかったのだから。

とにかく、僕が接してきた死というものは、どれひとつとして切迫していないものがなかった。そして残された家族のもとへ行き、この急すぎる死の過程と結果を宣告することは実につらい仕事だった。想像以上にうろたえる彼らに対し、愛する人の死を説明することは、僕にとっても大きな苦しみだった。

――「お父さん、会社に行くって言ったのにどうしてこんなところにいるの」。痛ましい交通事故により手を施す余地もなく亡くなった男性の傍らには、冷たくなった彼の手を握って、わなわなと震える小さな娘さんがいた。

定年退職まであと一年というところで突然心臓が止まり、人生を終えた中年男性。彼が霊安室に移された後、薄暗い廊下の片隅には、たばこを口にくわえたまま火を点けることも忘れて立ちすくむ、まだあどけなさの残る青年がいた。

元日の朝、末期がんの闘病の末に、この世に別れを告げた若い女性。そばには、「今日、一緒に正月料理を食べようって約束したじゃないか」と静かに涙ぐむ若い男性がいた——。


この小さな診療所に移ってきた時、僕は、そんな差し迫った状況や重苦しい感情からは完全に解放されたと思っていた。だが、それほど甘くはなかった。毎日誰かの死を目撃していた場所からほんの少し離れたに過ぎず、相変わらず僕の周りの人たちは死に、生き延び、この世を去り、残っている。

生と死はいつも変わらず容赦ないせめぎ合いを繰り返しているのに、そんな当たり前のことに、僕は鈍感になっていたのだろうか……。

いや、鈍感になりたかったのかもしれない。

以前とはあまりにも違った形でやってくる死に、これほどまでに僕自身が動揺してしまったところを見ると……。


終わり方の違い――。

僕はまだその違いを納得することができずにさまよっているようだ。

御家族に死亡宣告をしていた僕が、今では逆に、御家族から死亡の知らせを聞いている。

僕は、席を立ち診察室を出ていくお婆さんの少し曲がった小さな背中を、ただ、見送ることしかできなかった。

ＥＲを出てからもう十数年――。

この生活にすっかり慣れたと思っていたけれど、やはり僕にはまだまだ時間が必要みたいだ。

#18

おかげで

一九三六年生まれだと言うから、八十歳をとっくに超えている。にもかかわらず、力強い足取りで二階まで階段を上ってきては、毎月必ず血圧を測定して薬を受け取れるのだから、うらやましい限りだ。

元気なお婆さんの姿を見ていて、ぼんやりとそんなことを考えた。

*

確か昨年の春だったと思う。

いつもこのお婆さんに付き添って来院していた〝仲良し〟のお爺さんが、いつの間にか姿を見せなくなった。

「いつも一緒に来ていた彼氏はどうしたんですか？」

「ああ、あの彼氏！　○○病院に入院しとるよ」

「どこが悪いって？」

「全然ご飯を食べないんよ……」

「どうして？」

「知らんわ。死ぬつもりなんじゃろ」

一カ月後、お婆さんがまたひとりで血圧の薬を受け取りに来た。本当に何事かあったのだろうか。

「お爺さんは？」

思わず、お爺さんについての質問が先に飛び出してしまった。お婆さんの血圧？まずはそれどころじゃない。

「まだ入院しとるよ」

「なんて言ってるんですか？　病院では？」

「原因はようわからんて。頼むからご飯を食べてくれって病院も言うとるけど、本人に食べようという気がないんじゃやから……」

お婆さんは、白血球、電解質、老人性うつ、免疫力、隔離病室のような単語を織り交ぜながら、時間を掛けて事細かに説明してくれた。

お年寄りが普段使わない語彙をあまりにも自然に使いこなすので、ふと、お婆さんが若い頃に何の仕事をしていたのか気になって後で聞こうと思った。だが、そんな疑問さえ忘れてしまうほどの長い間、僕はお婆さんの話に集中して耳を傾けた。

それから数カ月がたったある日のことだ。受付のモニターに見覚えのある懐かしい名前を発見した――お婆さんの彼氏だ！

どんなにうれしかったことか。杖を突いて診察室に入ってきたお爺さんの顔を見た瞬間、僕は思わず席から立ち上がった。

「お爺さん！」

「あん？」

「生きていらっしゃったんですね！」

「俺がいつ死んだって？」

「ですよね！　そうですよね！　今日はどうされたんですか？　どこか調子の悪いところでも？」

「通りすがりに寄っただけじゃ。足も痛いし、ちぃと休んで行こうち思って」

「ひとりで出歩けるくらいに気力が戻ったみたいですね。最近はご飯はきちんと食べられていますか？」

僕はお婆さんから聞いて心配していたことを尋ねてみた。

「婆さんがやんやんうるさいから、ちぃと食うてやっとるだけじゃ」

「きちんと食べてくださいね。お婆さんがずいぶんと心配されてましたよ」

「ああ。だけどまあ、婆さんのおかげで俺がこうして生きとるわけじゃしな。ああ、それはそうと……。俺が入院してた間、婆さんの相手してくれてありがとうな」

「僕は何もした覚えはないですよ」

「婆さんが病室に来たらいつも言うとった。誰にも言えんで歯がゆくてたまらんかった時に、毎月ここに来て話聞いてもらえて、えらいスッキリしたって」

＊

そしてその〝婆さん〟が、ついさっき診療を受けに来ていた。いつものように定められた日時に合わせて一日のくるいもなく、血圧の薬をもらいに。

「最近、お爺さんの具合はどうですか？」

「元気にしとるよ」

「食欲はどうです？」

「好き嫌いもせんと、よう食べとる」

「それは良かったですね！　病院じゃなくて自宅で食事ができるなんて最高ですよ」

「そうじゃね」

「お婆さん、去年は本当にご苦労されましたもんね」

「苦労ねえ……。去年の夏はほら、数十年ぶりの酷暑だとかでみんなが大変な思いしてた時さ。アタシゃ爺さんのおかげでホテルの部屋みたいに涼しい個室で、汗ひとつかかずに楽して過ごせたわいね、ふふふ」

「ははは、考えてみればそうですね」

「前は暖房代だって節約せにゃちゅうて、凍え死なない程度の温度でブルブル震えながら我慢しとったのに、近頃は爺さんのおかげで暖房も暑いくらいに点けとるわ」

「それでいいんですよ」

「アタシだって八十過ぎてんだ、爺さんは八十と六歳になるのに、節約して何になるんだってね。気楽に生きて、迷惑掛けずに逝かなきゃ」

「もう。近頃じゃ九十歳、百歳までだってみなさんお元気で生きてますよ。この先もまだまだおふたりで楽しく生きてくださいよ」

「やだね！　みっともない。若い人たちに迷惑掛けるだけよ」

「それじゃあ、百歳まで生きるかどうかはお任せしますけど、今日一日はとにかく楽しく生きてくださいよ、おふたりで一緒にね」

「うん、そりゃいいわいね！　ありがとうね」


風邪に気をつけてと挨拶しながら、ぎゅっと握ってきたお婆さんの手は、僕の手よりもずっと温かかった。きっとあと十年は長生きしそうだ。

でもまあ確かに、十年、二十年なんて数字がそんなに重要だろうか。

〝あなたのおかげでとても楽しく、幸せに生きられた〟と言ってくれる人が、そばにひとりでもいてくれるなんて……。

それこそが、百歳以上長生きすることよりもずっと重要な、たとえ今この場で死んでしまったとしても思い残すことがないくらいに、すてきな人生なんじゃないだろうか。

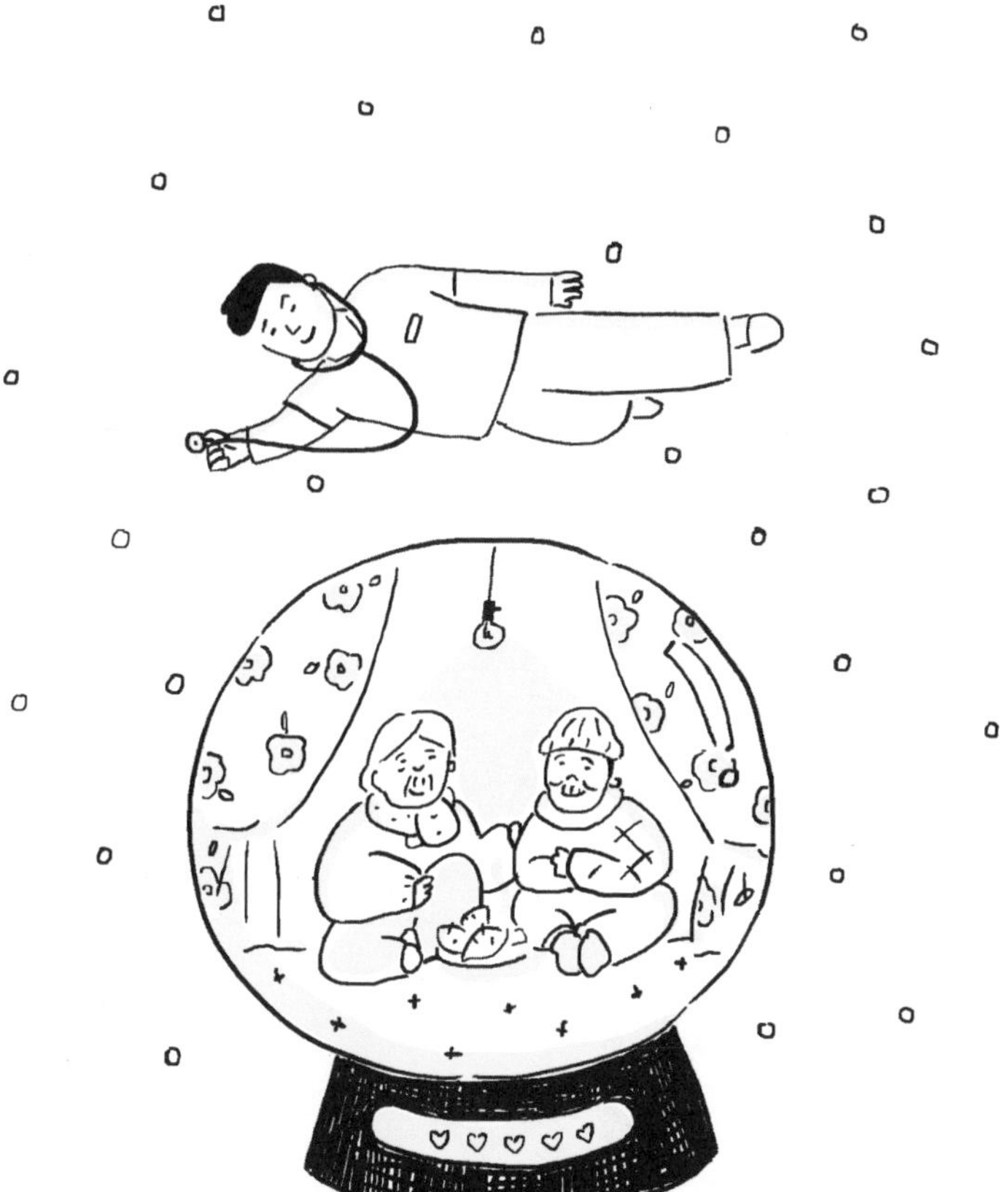

19

ただ、ありがたい

診療中に、突然電気が消えた。雪が残る寒い日だったから、暖房を強くしすぎてブレーカーでも落ちたのかと確認してみたが、そうではなかった。ふと窓の外に目をやると、道向かいに立ち並ぶ店舗もみんな真っ暗になっていた。停電だった。

電気もコンピュータも点かないんじゃ何もしようがないな……。

ビルの廊下に出て、窓の外を行き交う車をぼんやり眺めていると、しばらくして電気が復旧した。

すると、明るくなった廊下の先の階段を、見覚えのあるお爺さんが上がってくるのが見えた。軽く会釈して診療所のドアを開け、お爺さんと一緒に中に入ろうとした、まさにその時だった。

階下にお婆さんがひとり、えっちらおっちら上がってきているではないか。

僕は受付に立っているお爺さんに向かって言った。

「お爺さん！　どうして奥さんを置いて、ひとりだけさっさと上がってきちゃったんですか？」

お爺さんは、膝をかばいながらようやく診療所のドアを開けて入ってきたお婆さんをちらりと一瞥して言った。

「こやつは機械が老朽化してスピードが出んのじゃ」

診療を終えたお爺さんが注射室に入っている間、特にすることもない僕は待合室で座って待っているお婆さんのところに行った。

「お婆ちゃんは、今日は診なくていいんですか？」

「今はどこも痛くないからね」

「じゃあ、どうしてわざわざしんどい思いして二階まで上がってきたんです？　お爺さんと一緒に居たかったから？」

お婆さんは言葉の代わりに、少女みたいな照れ臭そうな笑顔で答えた。

「あら〜、仲がよろしいことで。知らない人が見たら新婚さんかと思っちゃいますよ」

「いんや、あの人がアタシについてきて欲しがるんよ」

「そんなに好きなら、いっそ手でもつないで仲良く歩いたらどうです？」

「五十年も一緒に生きてきたんよ、今さらねえ……」

「ははは。お婆ちゃん、風邪に注意してくださいね。今年の風邪は薬が効かないんですよ。高熱が出て、そのまま死んじゃいますからね」

「ああ、気をつけるよ」

「必ずマスクもして。水もよく飲んでね」

鳳仙花みたいに頬を赤らめてにっこり笑ったお婆さんは、診察室に戻ろうと立ち上がった僕に小さい声で言った。
「院長さん、気に掛けてくれてありがとうね」
「そういうんじゃないから、もう。本当に風邪に気をつけてくださいよ」

誰もいない診察室のデスクに戻って、何でもないふり、関心のないふりをしていたが、僕はふたりが診療所のドアを開けて階段を下りていく音が消えるまでずっと、彼らの姿を想像していた。

当然、お爺さんはすたすたと先に下りて一階の薬局に入っていくのだろうし、お婆さんもまた、階段の手すりをしっかり握って一段一段、ゆっくり下りていくのだろう。

今さらだけど、ありがたい。

たった一分で復旧した電気も、五十年以上を共にしてきた老夫婦が、危ない雪道を歩いて診療所に来てくれたことも、ただ、ただ、ありがたい。

20

ケンカするほどの仲

「こんにちは。今日はどうされましたか？」

「体がだるくて仕方ないのよ」

「最近何か無理した記憶はありますか？」

「爺さんを病院まで連れていったりしたから、それで疲れたのかもしれんけど」

爺さんとは、数年前にさまざまな病を抱えて入院し、どうにか死だけは免れた、お婆さんの夫のことだ。

「お爺さん、またどこか調子良くないんですか?」

「脚がしびれて痛いだの何だの……」

「お爺さんの食欲はどうですか?」

「普通に食べれる日もあれば、全然食べれない日もあるね。もともと食が細い爺さんだから」

「それでも何か召し上がれるだけマシですよ」

「入院していた時よりはマシだけどね……。まったく、偏屈爺さんでたまらんよ。外に出て散歩でもしようかって誘っても家から出やしないし、何かって言うとアタシに文句ばかり垂れるし」

「おふたりで暮らしてるんだし、ほかに言う人もいないからでしょうに」

「結婚してずーっとそうやってきたんだ、アタシだってそろそろ休ませてもらったってええじゃろ」

〝ずーっと〟か……。この年代のお年寄りは大抵が早くに結婚しているから、今、八十を超えるふたりが六十年ほど連れ添ってきたというのは容易に計算できる。

「昔はさ、七十五まで生かしてくださいって、神様に祈ってたもんだけど。周りの人に迷惑掛けることなく、そこまで生かしてもらえたら十分ですって」

「神様だって、祈ればなんでも叶えてくれるわけじゃないでしょう」

「それよ。まだ生きてるなんて、アタシの願い事がそんなに身勝手だったのかねえ」

「祈りを聞いてもらえなかったのには、絶対に何か理由があるんですよ」

「あの〝ぬれ落ち葉〟をまだ面倒見ろってことなんじゃろうね」

「または、新婚時代に味わえなかった甘い時間を過ごしなさいとかね、へへへ」

「フン、甘い時間じゃなくてケンカが足りなかったみたいじゃよ。近頃じゃ毎日ケンカすんのに忙しいんだ、アタシたちゃ」

「なんでまた？」

「一緒に市場に行こう、嫌だ。洗濯物ちょっと干して、できない。このおかずは昨日食べただろう、二日続けて食べたって死にゃしない。背中かいてくれ、六十年もかいてやってんのにまだ背中の皮が残ってんのか……ってね」

ははは。六十年越しの同い年の夫婦の話を聞いているだけなのに、どうしてこんなに泣けるほど面白いんだろう。

脚の悪いお爺さんに懇願されて、大きな病院に行きＭＲＩ検査の予約をしてきたんだという話を事細かに説明しているお婆さんの顔を見ていたら、お爺さんに負けず劣らずの出不精である僕も、四十年後は妻とこんなふうに暮らしているのかもしれないと少し気になった。

「そういえば今日はどういう症状でいらしたんでしたっけ？」

「あら、こりゃ大変。忙しい院長さんをつかまえて話し込んじまって。体がだるくて来たんだけど……」

「ほかにつらいところはないですか？　風邪の症状は？」

「ないね、だるさが抜けなかったんだけど、なんだか良くなったかも」

お婆さんにどういう処方をするか悩んだが、特に薬も必要なさそうなので、そのまま家に帰ってゆっくりして、それでも薬が必要なほどつらかったら、もう一度来るようにと伝えた。

お婆さんとしばし談笑しただけのこんな行為を果たして診療と呼べるのか、診療費を請求すべきなのかを考えてはみたが、そのまま受付を取り消すことにした。

もし診療費が発生するとすれば、それはお婆さんが僕に支払うのではなく、僕がお婆さんに払わなくてはいけないのでは、なんて、ちょっとカッコよすぎることも思ったからだ。

いや、ダメだ、そうだった！　子どもの学習塾の授業料に、犬のエサ代だって掛かるんだから、もっと頑張って稼がなくちゃいけなかったのに……！

僕はいつまでたっても半人前みたいだ。

\# 21

だけど、本当に良かった

救急隊員が搬送途中にＥＲまで電話を掛けてくるからには、容体はかなりひっ迫しているのだろう。電話が切れると、僕はすぐさま稼働できる医療陣でチームを組み上げ、全員を蘇生エリアに集めて、それぞれの役割を言い渡した。予想通り、僕らが医療用グローブをはめ終えると同時に救急車が滑り込んできた。

救命救急センターの入り口で救急車から降ろされる担架をインターンたちが引き継ぎ、患者を載せたストレッチャーを押して救急蘇生室に運び込む。その短い間にも、救急隊員から「いつ、どうした」などの報告を素早く聞き取らなければならない。

いつもそうだった。

差し迫ったごくわずかの時間に交わされる問いと答えから、僕はその場で事を決定してきたし、蘇生チームにオーダーを出した瞬間にはもう治療が始まっていた。

患者が再び息を吹き返すか、または永遠に目覚めないかは、ほとんどが三十分以内に決まるからだ。


運良く患者が息を吹き返したといっても、動き出した心臓を映し出すモニターを見てほっとしている余裕などない。心臓がなぜ止まったのか、その原因をいち早く突き止めねばならず、適切な医師を呼び集めて診療方法と意見を仰ぐ。

その中でも患者の問題ともっとも近いと判断される科への入院を決め、患者を手術室やICUに送り出してようやく、ERの医師たちの任務が一段落する。

状況によって細かい違いはあるものの、ほとんどのケースでこのすべての過程を一時間以内に終えてきた。

その間は緊張の糸が極度に張り詰め、僕の鼓動もまた激しく打った。

もちろん、僕らの尽力もむなしく霊安室に送られる患者も少なくない。結果はどうであれ、患者を送り出した後の蘇生エリアはまさに台風一過のような様相を呈した。

そんな荒れ果てた病棟の片隅で記録を整理する頃には、ようやく僕の鼓動も平常に戻り始める。

デスクに座り、どうにか送り出せた患者の蘇生記録を書く。「生き延びてくれただけでも本当に良かった」と思いながら書くのだが、日誌にはそういうことを書く欄はない。その感情はただ僕の心の中に留めておくしかなかった。

＊

連休を控え、普段より混み合った診療所でバタバタしていた先週のことだった。

いつも血圧と糖尿の薬を服用しているお爺さんが、薬をもらう時期でもないのに診療所に現れた。

ここ数日、咳をするだけで息切れがし、歩くと余計にしんどいと言う。診療所までの階段を上がるだけでも息が切れるかと尋ねると、そうだと答えた。

僕はそれ以上診ることもなく、大きな病院への紹介状を書いた。

「何を大げさな、こんなのただの風邪じゃろ。自分の体は自分がいちばんよう知っとる。連休の間に飲む咳止め薬を出してくれるだけでええんじゃ」

そんなお爺さんの言葉を聞いて一瞬ためらいはしたものの、長い連休の前だったこともあり、何だか胸騒ぎがした。

「本当に心臓に異常がある場合もありえるから、面倒でも大きな病院に行くべきだ」と、僕も負けじと説得したが、お爺さんの顔には〝ただ気に食わない〞とだけ書いてあった。

その表情に押されそうになり、今日はとりあえず咳止めの薬だけ出して様子を見ようかとも思ったが、やっぱりもう一度、お爺さんの背中を力強く押すことにした。

「ダメです！　今日、今すぐ、この足で、大きな病院に行かなきゃダメです！」

＊

長い連休が終わり、日常に戻った今日、僕の携帯電話に一本のメールが入った。

［院長からの紹介状で来院した〇〇さんですが、本日、当院にてＲＣＡ〔心臓の右冠動脈〕にステント〔心筋梗塞予防に用いる医療器具〕の挿入を受けられました。］

そうだった……休みの間にあのお爺さんのことをすっかり忘れていたが……そうだったんだ。

もしかしたら、あの日、僕が紹介状を書かなかったとしても、お爺さんは何の問題もなくあの年代のお年寄りらしく、小さな病気を繰り返したりしながら余生を過ごしていたかもしれない。

または紹介状を持って大きな病院に向かう途中に容体が悪化し、急死していた可能性だってある。心筋梗塞というのは、もともとそういう病気だから。

だけど、とにかく生き延びてくれただけでも本当に良かった。

ERにいた頃のように、緊迫した状況から命を救い、蘇生記録を書いたわけでもないのに、今日感じている〝とにかく生き延びてくれただけでも良かった〟という気持ちは、あの頃と変わりなかった。

あの頃は一時間以内に生死が決定づけられていたのだから、今回は一週間という長い時間が掛かっている分だけ、この安堵の気持ちも長持ちするかもしれない。

僕ができることと、判断の基準と方法、そして、結果が出るまでの時間。

どれもがあの頃と変わってしまったけれど、「だけど、本当に良かった」という気持ちが感じられるこの瞬間だけは、ずっと変わらずに繰り返されることを願っている。

22

慣れないことをすると

腰が直角に折れ曲がっていても、杖に頼ることもなくどうにか階段を上がり、毎月薬をもらいに来ていたお婆さんが、今日はピカピカ光る真新しいステンレス製の杖を突いて診察室に入ってきた。

壁に立て掛けられた杖は、診療の間もずっと、ただならぬ存在感を放っていた。

お婆さんの症状は、血圧も血糖値もさしたる変化はなく良好だった。

「先月と同じ処方で大丈夫ですね」

僕はすぐさま薬を処方し終えると、さっきから気になって仕方なかった本題に入った。

「急に杖なんて、どうしたんです？」

「手術したのさ」

「膝ですか？　人工関節？」

「そうさ」

診療所に来るたびに〝このポンコツ膝めが〟と、膝についてどうのこうの言っていたお婆さんに対し、薬でしのいだりしていないで、思い切って大きな病院に行って手術を受けるなり、きちんと治療した方がいいと口酸っぱく言い続けていたことを思い出した。だから手術したと聞き、思わず「えらい！」と言ってしまった。

だが、お婆さんは、手術したけど杖がないと歩けないし、足を引きずりながら歩いているのに、本当にやって良かったのかと訝《いぶか》しんだ。僕はうれしさのあまり上ずった声で、手術して日が浅いから今はそうだが、回復して安定してくれば以前よりずっと楽に歩けるようになるはずだと説明した。

「本当かい？　数カ月くらいたちゃ良くなるかねえ。ま、手術だなんだのおかげで仕事もやめられたし、家でごろごろ遊んで過ごせてるんだ、その点は最高じゃね」

「もういいお年なんだから、仕事はやめたっていいんじゃないですか？　とにかくよく決断されましたよ。当分は手術した病院の言うことを守ってきちんと薬も飲んで、通院することですね」

「そうじゃね」

「じゃあ、うちの診療所の薬も飲んで、来月また会いましょうね」

　診療が終わったお婆さんが、壁に立て掛けてあった杖をつかんで立ち上がろうとしたが、まだ慣れないと見えてどうにも姿勢が危なっかしい。一瞬、肩を貸そうかとも思ったが、お婆さんに悪いくせが付いちゃいけないし、ここは心を鬼にしていつも通り、座ったまま口だけ動かすことにした。

「気をつけてね。階段下りるときは特に」

するると、杖をぎゅっと握って、ようやく一歩踏み出そうとしていたお婆さんがくるりと振り返り、僕をまっすぐ見て言った。

「気色悪いのう」

何が気色悪いんだ？　お婆さんの顔を呆然と見ていたら、もうひとこと飛んできた。

「慣れんことすっとくたばるぞい」

「また憎まれ口言って」


お婆さんの主張によると、数年前――カルテを見れば正確にわかるが――つまり、このお婆さんが初めて二階にあるこの診療所に階段を上がってやってきた日のことだ。診察室に入るやいなや「ここは階段を上がるのに死ぬ思いをするわ」とお婆さんが愚痴ったところ、すかさず僕が「嫌でしたら、どうぞ階段のない病院へ」と失礼なことを言い放ったと言う。

まったく身に覚えはないが、まあ、本当に言ったんだろう。最近だってたまに口を滑らせているくらいなんだから、その当時ならなおさら言ってしかりだ。

「慣れないことって何です？」

「別に。悪い気はせんわいね」

「もう……。むだ口たたいてないで早く帰って。帰りは車に気をつけてね」

階段は上りよりも下りの方が危ないものだ。サポートしながら一緒に下りてあげるべきかしばし考えたものの、お婆さんの言う通り、慣れないことをしてくたばってしまっちゃかなわないので、スタッフにこっそり頼むことにした。

一階の入り口まで一緒に下りてあげてくれと。

……おや？　年を取ったのだろうか、僕も。

またはほんの少し優しくなったのだろうか、僕も。

それともようやく少し大人になれたんだろうか、僕も。

よくわからない、僕も……。

「階段が嫌なら別の病院にどうぞ」なんて憎まれ口をたたいていたやつがいる診療所

のどこが良くて、ただ黙々と何年も、階段を上がって通ってくれているんだろうか。

何だか、お婆さんがとんでもない阿呆のような気がしてきた。

どうせどこも似たり寄ったりの田舎の町医者なのに、何が楽しくてわざわざ汗水垂らして、愚痴も垂れながらのこの診療所なんだろうと思った。

そして……ありがたかった。


ああ、お婆ちゃん！　僕に慣れないことをさせてくれたもんだな！

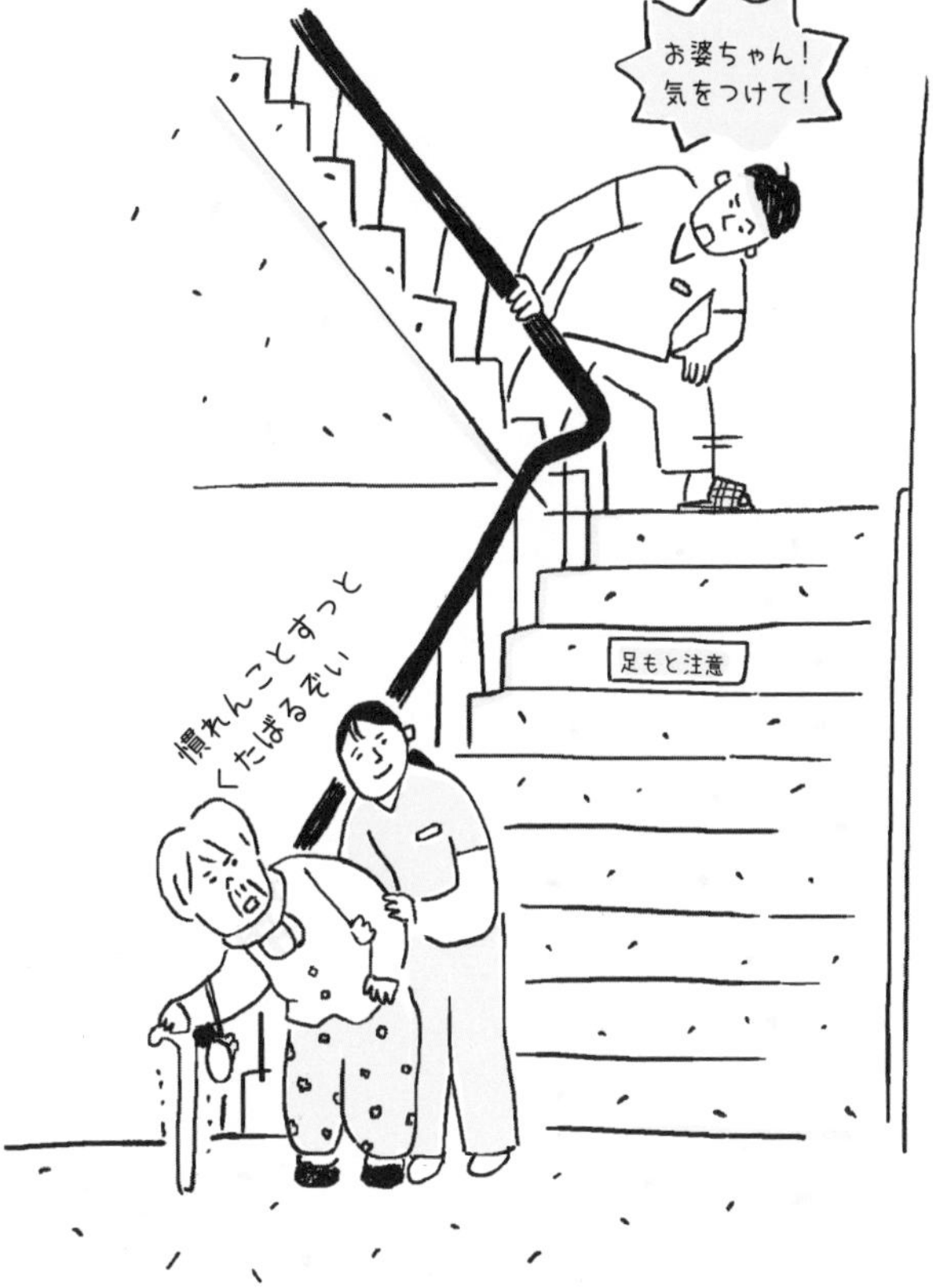
お婆ちゃん！
気をつけて！
慣れんことすっと
くたばるぞい
足もと注意

#23

お爺さん

僕の意志や希望などお構いなしに、僕のことを自分の後継ぎにしようと勝手にツバつけてくれていた医者のお爺さん。

彼は生前、いつも朝の七時に診療所を開けていた。

朝にめっぽう強いお爺さんは、教会での早朝礼拝を済ませたその足で診療所に出勤していたようなのだが、同じように早起きの町のお年寄りたちもすっかりそのサイクルに慣れて、朝早くから診療所を訪れていたという。

もちろんこの診療所を引き継いだ僕は、まさかお爺さんが朝の七時から診療していただなんて知る由もない。

お爺さんと違ってすこぶる朝が苦手な僕は、町のほかの病院と同じように診療開始時刻を午前九時と決めていた。

ところが、長年の習慣に忠実な町のお年寄りたちは、これまで通り朝七時を目指して診療所にやってくるのだからたまったもんじゃない。

僕なりに気を使い、眠い目をこすりながら三十分早い八時半に出勤したとしても、診療所のドアの前で、ちょこんと集まって待機しているお婆さんたちと顔を合わせては、バツの悪い思いをすることが日常茶飯事だった。

「午前の診療は九時からですから、早く来て待っていないで、九時に合わせてゆっくりいらしてくださいよ」

このせりふを、たぶん三年くらいは言い続けたように思う。

にもかかわらず僕より先に診療所に到着するお婆さんたちがいる以上、遅刻なんてもってのほかだった。

だが数年前の冬、たった一度だけ遅刻したことがある。

間断なく雪が吹き付ける、ひどい大雪の日だった。普段より一時間早く家を出たにもかかわらず、渋滞する悪路を車で進むのに手こずって、ようやく診療所に着いたのは午前十時を回る頃だった。

当然スタッフたちも同じように遅れて到着していたが、先に着いたスタッフが診療所の入り口だけは開けていてくれたようだ。僕は駐車場に車を入れて急いで診療所に向かったのだが……。

待合室にはすでに三、四人のお年寄りが待機していた。醸し出す空気から察するに、数人は待ちくたびれて帰ってしまったようだ。

どうやらいつも徒歩で通院しているお年寄りだけが、九時に合わせてこの大変な雪道を歩いてきたのだろう。

「遅くなってすみませんでした！」

挨拶をしながら慌てて診察室に駆け込んだが、お爺さんお婆さんたちの恨み混じりの視線が僕の背中に痛いほど突き刺さった。

あたふたと服を着替えて仕事の準備をしていると、待合室から騒がしい声が聞こえてきた。

どうやら待ちくたびれたお爺さんのひとりが、不満を爆発させたようだ。どうしてこんなに待たせるのかと。

その時だ。ひとりのお婆さんがよりハイデシベルな声で叫んだ。

「あんたは外の雪が見えんのか？　アタシらは歩いて来れるけど、院長もスタッフもみんな車を運転してこの雪道を急いで来てくれてんだ。こんだけ雪が降りゃ、遅れもするわい！　そんなこともわからんのか！」

ああ、顔なんか見なくても声の主が誰だかすぐわかった。

普段から悪口の達人で（主にお嫁さんの悪口だった）、スタッフが些細なミスでもしようもんなら〝真面目にやらんか！〟とまくしたてる、気性が荒いことで有名なお婆さんに違いない。受付名簿を見たら、確かに、あのお婆さんに間違いなかった。

ところでその怖いお婆さんが、今日はまたどうして僕らの言い分を代弁してくれているのだろう？　ひょっとして、さっきのお爺さんよりももっと恐ろしいコメントを僕にぶつけたくて、戦闘力を高めんとウォーミングアップでもしているのかも……。急に背筋がゾッとした。


順番が来て、例のお婆さんが診察室に入ってきて座った。

お婆さんの顔をちらっと見たが、やっぱり怖かった。僕はあらん限りの親切心をかき集めて接しなければ。いや、それくらいじゃあだめだろう。僕に足りない親切心を誰かから借りてきて補いたいくらいだった。

「ありがとうございますね、お婆ちゃん」

「何さ?」

「さっきの。待合室でのやりとりが聞こえたんですよ、僕らのことをかばってくださって、ありがとうございます」

「けっ。さっさと診察でもしな。アタシゃ孫のご飯作りに行かなきゃならんのに、すっかり遅れちゃったじゃないか。ったく、あのクソ嫁が、何が忙しゅうて自分のガキの飯の世話もせんとほっつき歩いとるのか知らん」

＊

そんなことがあったこのお婆さんは、年季の入った嫌味とともに毎月決まった日に糖尿の薬をもらいに来ているのだが、その間にも、彼女が食事の面倒を見ている孫たちが風邪でも引こうものなら、すかさず診療所に連れてきたりしていた。

そして今日、お婆さんはなんと〝クソ嫁〟を連れてやってきたのだ。お婆さんがわざわざ連れてこなくても、ひとりで十分に来院可能な四十代のワーキングマザーだった。

純朴で優しい雰囲気の〝クソ嫁〟を診ている間、お婆さんはずっと隣で腕組みしたまま黙って見ていたが、診療が終わるやいなや、「こいつに注射一本打ってくれ、いちばん痛いやつ！」と言って先に立ち上がった。

そして素早く窓口で診療費を支払うと、注射室に入ったお嫁さんはもちろん、診療所中に響きわたる大声で、「おい！　先に下の薬局に行っとるでな！」と言い残して、すたすたと階段を下りていった。


注射を終えたお嫁さんが、僕のところに立ち寄って「すみません」と言った。

何を謝るのかと聞いたら、「うちのお義母さん、やたら声が大きくて……」とのことだった。

「いえいえ。僕も四十を超えて、ちょっと耳が遠くなったみたいですよ。近頃じゃ小さい音だとよく聞こえないから、お婆さんたちが大声で会話してくださるのはむしろ助かるんです。それより早く薬局へ行ってください、遅いじゃないかってお婆さんが戻ってきちゃいますから」

僕の鼓膜を震わせていたお婆さんたちの声が静まり、しばし静寂が流れる休憩時間。冷めたコーヒーをすすりながら、こうしてまた駄文を記しているのだが……。どうしてだろう、今日に限って何だか死んだお爺さんに会いたくてたまらない。

「お爺さん。僕もようやくお婆さんたちとケンカすることもなく、何とかうまくやれていますよ。偉いでしょう?」

そう言ったら、昔みたいにお爺さんが僕の頭を静かになでてくれるような気がして。

24

大忙しの一日

救命救急センターの入り口に差し掛かった救急車のサイレンの音は、鳴り止むどころか一層大きく鳴り響いた。事態は差し迫っているようだ。手術室で上腕が裂けた患者の縫合をしていた僕は、ただならぬサイレンの音に反射的に起き上がった患者に断りを入れた。

「すみません、たった今、心停止の患者が搬送されてきたようです。僕はしばらく席を外します」

予想通り、救急隊員たちがアンビューバッグ［ポータブル人工呼吸器］を揉んで心臓マッサージをしながら救急室に駆け込んでいるところだった。

蘇生エリアは集まってきた医師と看護師たちですでにごった返していた。

モニターをつなぐ。フラットライン［心電図上、心拍動が静止した状態］だ。

僕は素早くインターンには胸部圧迫［心臓マッサージ］を、一年坊主のレジデントには静脈ルートの確保をそれぞれ指示したのち、すぐにラリンゴスコープ［喉頭鏡。気道確保用のチューブを挿入するための補助医療器具］を患者の口から挿入した。

看護師たちはモニターをつけ、緊急キットを開け、注射剤や採血セットなどを準備しながら記録を始める。

患者の口の中は吐瀉物《としゃぶつ》で一杯だった。

ただでさえ異物が詰まり気道が見えないのに、運悪くラリンゴスコープのランプまで点滅を始めた。……くそっ。

「ほかのをくれ、いや、このままやる！」

一分一秒が勝負の状況だ。勘だけでチューブを押し進める。幸いなことに挿入したチューブから水蒸気が上がってきた。その瞬間、一年坊主が患者の静脈にルートを確保した。確保できたルートにアドレナリンとアトロピン［心停止時に投与する強心剤の一種］を投与し始める。その間も必死に心臓マッサージをし続けているインターンのあごからは、大粒の汗がぽたぽたと流れ落ちる。

「ほかのインターンたちはどうした⁉」

心臓マッサージには、思いのほか強い力を必要とする。随時交替しないと圧迫が弱まり患者が危険にさらされてしまうというのに、交替要員となるほかのインターンがひとりも見当たらないのだ。

一年坊主に「御家族を探し出してヒストリー［患者の現病歴と既往歴］を確認してこい」と伝えると、僕がマッサージを交替した。

モニターに表示される曲線は変わらず跳ね続け、やがて僕の背中にも汗が流れ始めた。隣でようやく息を落ち着かせたインターンに向かって思わず叫んだ。

「外に出て誰か動けるインターンを呼んでこい！　早く！」

その時だ。青ざめた表情で別のインターンが飛び込んできた。

「ＣＰＲ［心肺蘇生］を開始したんですが、患者の容体がおかしいんです!!」

今にも噛みつきそうな僕の勢いにも負けず、そいつは内科エリアの十六番患者の容体がおかしいと食い下がった。

その時、つい今しがた僕が送り出した一年坊主が患者のヒストリーを手に戻ってきた。彼にしばしこちらのＣＰＲを任せて、真っ青なインターンとともに内科エリアへと急いだ。

病棟の片隅に見えた十六番ベッドのカーテンの向こうから患者が激しく嘔吐する音が聞こえてきた。と同時に、ベッドの下に血がぼたぼたっと流れ落ちた。駆け寄った僕は引きちぎらんばかりの勢いでカーテンを開けた。患者もベッドシーツも、視界のすべてが鮮血で真っ赤に染まっていた。

＊

ふう〜っ……。

訪れる患者もいないおだやかな時間だった。

僕は過去の緊迫した場面を思い出しながらノリノリで文章を書いていたのだが、そこへ新規の患者がやってきた。

顔馴染みのお婆さんが連れてきた、ベトナム出身の若い女性だった。ベトナム人の新婦がいるというのはお婆さんの話には聞いていたが、診療所に来たのは初めてだ。

新婦は韓国に来てまだ日が浅く、韓国語での意思疎通がスムーズにいかない。しかし、腹痛と下痢が数日間続いているという言葉はどうにか聞き取れた。幸いにも熱もなく、脱水症状もひどくなかったので点滴を打つことにして、点滴室に送り出した。

それ以降、数人の患者の診療をしてようやく一息つくと、僕はデスク周りをぼんやり見渡した。

さっきまで僕、何をしていたんだっけ？　ああ、そうだった、ノリノリで昔の話を書いていたんだったと思い出した瞬間、また別の患者がやってきた。

高血圧の薬を服用しているお爺さんなのだが、この方、たびたびバイアグラを処方してくれと言う。

「お爺さん、八十を超えた方がバイアグラなんてどこで使うつもりですか？　それにお婆ちゃんだって二年前に亡くなって……あっ」

八十を超えても恋人がいて、その恋人とセックスが可能だなんて……！

うらやましい気持ちでお爺さんの血圧を測った。バイアグラを処方しながら、決して一度に一錠丸ごと飲んではいけない、必ず半分に割って二分の一錠だけ飲むようにと念押しした。

お爺さんが診察室を出てから、またしばしぼんやりしていたのだが、「あっ。ベトナム人新婦が点滴中だった。様子を見に行かなくちゃ……」と思い出した瞬間、スタッフが困った顔をして診察室に入ってきた。

「院長……トイレのドアの鍵が内側から掛かってるみたいで……」

誰かがうっかり、トイレのドアの鍵を半分掛けたままドアを閉めてしまったようだ。僕は慌てることもなく、よくあることだと言わんばかりに財布から洋品店のメンバーシップカードを取り出すと、ドアの扉の隙間に差し込んだ。

……カチャッ！

さて、ようやくベトナム人新婦のところに行き、様子を確認した。身振り手振りで〝いつものような食事は控えて、粥を食べるといい〟と伝えた。ところがこの新婦、〝粥〟という単語を知らなかった。ああ、ジェスチャーの限界！

再び診察室に戻ると、受付を済ませた二、三人の患者を診療した。そしてそれも終わると、僕はまたパソコンの画面を開いた。

［患者もベッドシーツも、視界のすべてが鮮血で真っ赤に染まっていた。］

緊迫した状況をより一層リアルに説明しようと、次の文章を入力しようとした瞬間、電話が鳴った。診療所の入っているビルの管理人のおじさんからだった。

ビルの浄化槽を清掃するのに、六万ウォン〔約六千円〕の費用が発生するという。一階の薬局とほかの店が合わせて三万ウォン出すから、うちの診療所に残りの三万ウォンを負担してくれという内容だった。電話が終わると僕はスタッフに、薬局に下りていって三万ウォンを言づけてきてと頼んだ。

気がつけばいつのまにか朝淹れたコーヒーもすっかり空っぽで、僕は再びコーヒーを淹れ始めた。

考えてみれば、僕は相変わらず忙しいじゃないか。十数年前に飛び回っていたように、今でも十分忙しい。そして今忙しいように、十年、二十年後もきっと忙しくしていそうだ。

その時、僕はどんなことで忙しいのか、何を考えて時間を過ごしているのかはわからない。だけど昔よりも、今の方がずっと楽しみながら忙しくしているのを見ると、きっとこれから先も、今よりもっと楽しく時間を過ごしているんじゃないだろうか？

そうであってほしい！　心から！

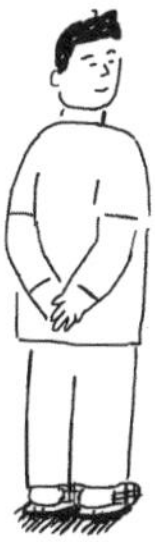

バランス

その通りだ――。

生きていかなくては。

生かして、生かされながら生きていかなくては。

それ以外に重要なことなんてあるのだろうか。

25

気がつけば、三月

義母が検査入院した。僕は仕事の帰りに、一日中ベッドで過ごしている義母の様子を見に病院に立ち寄った。妻を交えてあれこれと話をしていると、ふと何を思い出したのか、妻が急に笑いをかみ殺しながら言った。

「さっきね、同意書を受け取りにインターンの先生がいらしてたのよ、シミひとつないピカピカの白衣を着てね。文字がびっしりの同意書を、唇を震わせながら一字一句、全部読み上げていったわ、フフフ」

そうか、いつの間にか、もう三月か。
新しい生活が始まる季節になった［韓国は三月から新年度が始まる］。

＊

医師（最初はインターンだったが）としての僕の記念すべき第一日はERで始まった。あまりの緊張に、運転免許を取り立ての頃に初めて八車線の大通りに出た時の十倍は震えていたことが、今もありありと思い出される。

勤務開始にあたってさまざまなレクチャーを受けてはいたものの、実践となるとまったく感覚が異なった。

事前に事細かに教えてもらっていたことが、いざ現実となって押し寄せると頭が真っ白になり、そこから来る緊張感は、勤務初日ということ以上に僕にプレッシャーとなってのしかかった。

だが、インターンが病院で担う仕事といえば、もともと〝医師免許を取得した者が必ずすべき仕事のうち、もっとも面倒で煩雑な仕事〟と相場が決まっていた。

例えば、採血や心電図検査、各種同意書の確認作業などがそうだ。

加えて、先輩レジデントたちから下される医師免許なんかまったく関係ない、ありとあらゆる雑用（フィルム探し、ジャーナルの解析やコピー、コーヒーやたばこのおつかいごとなど）も、やはりインターンの役目だった。

場所がERと言えども勝手は同じだった。

患者にいちばん初めに接し、簡単な問診を通して得た情報を救急救命科の医師に詳しく報告することや、先輩から渡されたオーダーをコンピュータに入力して結果を報告することが主な業務だった。この間にも次々と降ってくる各種雑用まで処理しなければならないのは言わずもがなだ。

さすがに最近はそうじゃないと思うが、当時のオーダー用紙はコンピュータに情報を入力すると、ジジジ……と音を立てながら印刷されるロールプリンタで出力されていたので、プリンタの前にはいつも患者の数と比例する、ありとあらゆるオーダー用紙が山積みになっていた。

ERのインターンはこのプリンタの前に積み上がったオーダー用紙を患者ごとに仕分けた後、採血や心電図といった簡単だけど煩雑な、しかし必ず医師が行うべき仕事をするために広い病棟を汗水たらしながら走り回っていた。

とにかく、僕の着任一日目、仕事の優先順位も何もかもが頭の中から吹っ飛んで、まるで子どもにでもなったような心細さで一杯だった日の話だ。

今どこで何をすべきなのか、息を吸うべきなのか吐くべきなのかもわからないほどのひどい緊張感の中で、僕は、初めてのオーダー用紙を手にした。

患者の氏名、年齢、性別などなど、何やら文字がびっしり印字されている用紙の中から、〝ECG［心電図検査］〟という単語が目に飛び込んできた。

心電図検査、了解！　僕の初任務だ。

片方の手にオーダー用紙、もう片方の手で心電図検査台の取っ手を握った。ついに僕の医師生活初の患者に会うのだ。
チョ・〇〇ピルさんか――男性だな。

オーダー用紙に書かれたベッド番号を確認してから患者の姿に目をやると、なぜか女性の患者が横たわっていた。どういうことだ？　戸惑ったものの、僕はすぐに患者の名前を呼んだ。

「チョ・〇〇ピルさ～ん！」

返事がなかった。もう一度大きな声で呼んでみたが、やはり答える人はいない。大事な初日に、こんなことで出鼻をくじかれるわけにはいかない。

心電図検査台をゴロゴロと押しながら、ベッドごとに引かれたカーテンを覗いてチョさんを探し始めた。だが、僕の患者第一号はどこにも見当たらない。

やがて背中を汗がつたい始めた。

こうして必死に患者を探している間にも、ほかの仕事が容赦なく溜まっていっているはずだ……。これはマズいぞ。僕は仕方なくチョさんの心電図の仕事を後回しにして次の患者に取り掛かることにした。

患者情報を電子カルテに表示させ、再度、オーダー用紙の積まれたプリンタの前に立った。

今度のオーダー用紙には〝ＡＢＧＡ［動脈血ガス分析］〟と書かれていた。ＡＢＧＡは動脈から血液を採取しなければならない。うまくやらなくちゃ……。

患者を探した。あれ？　またさっきと同じ患者の名前が書いてある。

僕は再び〝チョ・○○ピルさん〟を必死になって探したが、僕の呼び掛けもむなしく、応える人は現れなかった。

こうしちゃいられない。これ以上遅れてしまったら大変なことになるぞ。

僕がいる場所はＥＲだ。一分一秒が勝負なのだ。

こうなったら院内放送で患者を呼んでみようかと思ったが、まずはその病棟の看護師長に尋ねてみることにした。チョ・○○ピルさんとは一体どこにいるのかと。

「あのう、チョ・○○ピルさんという患者さんはどちらにいらっしゃいますか？」

それを聞いた看護師長はプハハと吹き出して僕の肩をバンバンたたいた。

腹を抱えて笑うような状況じゃないぞ？　こっちは全身汗だくで死にそうなくらいに焦りまくっているというのに！

僕はただ困惑して、看護師長の前に突っ立ったまま、これは夢の中なのだろうかと思った。

オーダー用紙に記載される情報なんて、どこも似たり寄ったりだと思うが、当時のＥＲのオーダー用紙にはふたりの名前が記載されていた。ひとりはもちろん患者の名前、もうひとりは主治医の名前だった。

ＥＲは一般病棟や外来病棟とは環境が違うため、主治医という概念が明確ではない。そのため、ＥＲに訪れるすべての患者の主治医は名目上、救急センター長、つまり、救急医学科長の名前で統一されているのだ。

つまり、僕があれほどまでに探していたチョ・〇〇ピルさんとは、ほかでもない、当時のセンター長の名前だったというわけだ。

思わず、「出身校の病院ならともかく、僕は外部から来たのだからセンター長の名前を知らないこともありえるし、事前オリエンテーションの時にもセンター長の紹介はなかったし、僕にそのことを教えてくれる人もいなかったし、そもそも個人的に関心もなかったし……」なんてぐちぐちと言い訳を言いつらねたかったが、当然そういう状況じゃなかった。

患者を探し出せなかった単純かつ間抜けな理由がわかった時、ごく一瞬だが、チョ・〇〇ピル科長のことを恨んだ。人間、あまりにも恥ずかしい思いをした際は、誰かを憎むものだという事実も、その時に身をもって知った。

その後しばらくして、あの日、何としてでも探し出したかったチョ・〇〇ピル科長に、救急医学科医局で会うことができた。

「先生の弟子にしてください」と僕の方から訪ねていったのだ。こうして僕のERとの縁が本格的にスタートした。

＊

つい今しがた、病院にいる妻からメールが入った。あれこれと義母の検査準備に忙しい中、今日も例のインターン生がまたやってきたと言う。

同意書を受け取りに来たインターン生は、先日と同じく一字一句逃すことなく同意書を読み上げ、その間ずっと、読み上げている箇所をボールペンでツン、ツン、ツンと指し示していたという。妻が言うにはだいたい三百回ほど。

「はははは。だったら、〝ええっ、本当ですか？　そんなに恐ろしい副作用の可能性があるのなら、この検査は考え直させていただきます〟って言ってやれば良かったのに、はははは」

「ずいぶんね。そんなこと言ったらきっと泣き出してたわよ」

ああ、初々しさ一杯の三月だなあ。いつの間にか、また。

26

夏風邪

僕と同世代の男性が診察室に入ってきた。

彼は椅子に腰を下ろすなり僕に問い掛けた。

「しかし、なんでまた夏場に風邪なんか引くんですかね？」

出し抜けな質問に面食らい、「こんにちは」という基本的な挨拶のタイミングさえ逃してしまった僕は、それならいっそこの流れに乗るしかないと本題に入った。

「風邪の症状でいらしたんですか？」

「はい。しかし、冬でもあるまいし、こんな夏場に風邪を引きますかね？」

「もちろん。冬とは比較できませんが、夏だからといって風邪にかからないわけじゃないですからね。では……」

「ふうん。しかし、この真夏のクソ暑い最中に風邪にかかりますかね？　変だよなあ」


入ってくるなり「しかし」という言葉で始まる質問を矢継ぎ早に三つも畳み掛けてくる元気なところを見ると、風邪の症状自体はそれほど重くはなさそうだ。熱もないし、喉も腫れていなければ、聴診の所見も異常なしだ。かわいらしい咳が出る程度だ。

この男性に対して、夏場に活発になる風邪のウイルスや、風邪に似た症状がある夏場の疾患について説明すべきかとも思ったが、汗の臭いを漂わせながら目の前に座っている男性の脂ぎった顔に浮かんだ〝まったく解せない〟といった表情を見ていると、そんな説明は求められていないような気がした。


「外は……ずいぶん暑いでしょう？」

なぜそんなことを言ったのか自分でもわからない。

圧迫面接よろしく質問で先制してきた彼への小さな反撃だったような気もするし、天気の話を振っておいて、その間に別のことを考えるための時間稼ぎのためだったような気もするし、または汗で湿った彼のTシャツの臭いのせいだったような気もする。

〝ずいぶん暑いでしょう?〟という僕の質問に対する彼の回答は「毎日、工事現場に出ているから」という変化球で返ってきた。

〝冬でもない夏場に風邪を引くのか?〟という初めの疑問はどこかへすっ飛んで、夏場の工事現場でほこりにまみれながら一日中働くというのがどんなに大変か、カチカチに凍らせた一リットルのペットボトルがどのくらいの時間でぬるま湯になるのか、その生ぬるい水さえ欲するほどどんなに暑いかなどといった丁寧な説明と嘆きが、次から次に飛び出した。

「それは大変ですね。こんな暑い最中に、仕事もしんどいのに風邪まで引いて……」

「仕方ないっすね、この仕事で食ってる身としちゃあね。それでもまだ……」

「それでもまだ？」

「それでもまだ仕事があるだけマシですわ。近頃じゃあ、仕事にありつくだけでも一苦労ですからね」

「そうですね」

「つらいったって食っていけてるだけでもありがたいですよ。まあ、こう考えながらやってくしかないんですけどね」

僕は無言でうなずいた。これは、そろそろ会話を締めて診療を終わらせましょうという意味を含んだつもりのリアクションだった。

「とにかく、こまめに水分補給をしてくだささい。薬を飲んでみて良くならないようだったら、もう一度いらしてください」

「わかりました……あっ、そうだった！　そういえば、なんでまた夏場に風邪を引くんですかね？」

そう言って僕に向けられた彼の表情は、まるで妻に強《し》いられて行なった週末の家の大掃除で、リビングの額縁の裏に隠したまますっかり忘れていたへそくりを発見したときのような表情だった。重要なことを思い出せて実に良かったといった顔だ。

そんな重要な彼の質問に対し、僕も姿勢を正し、うんと真剣な表情を作って答えた。

「それはですね……。夏場にも風邪を引く人がいてくれれば、私どもが食いっぱぐれずにすむからなんです……」

それを聞いた彼は、ポンと膝を打ってゲラゲラ笑った後、むせてひとしきり咳込んで、また笑った。

その通りだ――。

生きていかなくては。

生かして、生かされながら生きていかなくては。

それ以外に重要なことなんてあるのだろうか。

27

温かな配達

ひと月前のことだ。僕と同じ四十代の中年男性がアレルギー性鼻炎の症状で診療所を訪ねてきた。

職業を尋ねると、そのいかめしい風貌からは想像もつかないほどのはにかんだ表情で、「バイク便のライダーをしています」と答えた。

アレルギー性鼻炎なのに……。冷たく乾燥したほこりっぽい外気を一日中吸い込み続けている彼に対し、僕が言えることといえば、せめてマスクは多少高くてもいいものをつけてくださいということだけだった。

そうして診療が終わっても、まだ何か言いたそうな顔をしてもじもじしている男性の様子に気づいた僕は、再び彼を座らせた。

「あのう、こんなこと、ここで言ってもいいものかわかりませんが……毎日とてもつらいんです」

とてもつらいだなんて……彼は何が苦しいんだろうか？

人生というのはもともと、それほど簡単でも楽しいものでもないだろう？

僕は彼の話を少し聞いたのち、「この診療所では、ごく基本的で簡単ないくつかの検査なら可能だから、今日はそれを受けてみて、数日後にもう一度来てください」といった無味乾燥なやりとりをして、彼を送り出した。

そして後日、検査結果が出た。

どれもそこそこの数値が並ぶ中、肝機能異常には注意すべき所見があった。

数日後、病院を訪れた彼に、日常的に服用しているサプリメントや薬、酒がないかを尋ねた。

すると、毎日飲んでいるという、酒を。

どうして毎日？　……つらいから。

僕はマニュアルに基づいて、肝機能異常の所見について必要な説明をした後、彼に追加検査を勧めた。

追加検査の結果は幸いなことに肝炎ではなく、アルコール性の脂肪肝程度だったが、僕は徹底した職業精神を発揮して、「このまま同じように酒を飲み続ければ、肝硬変や肝がんにつながる可能性が大きいです」と、マニュアル通りの警告も欠かさなかった。

＊

それからひと月がたち、予定通り男性がやってきた。肝機能の再検査を行なった結果、正常値とは行かないまでも前回よりもずいぶんと数値が良くなっていた。

「お酒は……？　最近はどれくらい飲んでいますか？」

「以前は毎日飲んでいたけれど、最近は週に一度くらいになりました」

彼はそう言うと、例のはにかみ顔を赤らめながら、カサカサと音を立てて何やら取り出した。

「おかげさまで……。酒を減らしたら、お金がちょっと残ったんです。これ、まだあったかいから……よ、良かったら、冷める前に召し上がってください」

温かいコーヒーと、一切れのトーストだった。

お婆さんたちが同じことをしたら、きっと反射的に、「またそんなもの買ってきて！次から気を遣わないでくださいね」と言うところだが、同年代の彼にはどういうわけかそんないつも通りのリアクションも取れず、ただただ、何も言わずに頭を下げた。

しかし、言う必要のないアドリブの方はしっかりやらかしてしまったのだけど。

「いっそ週に一度のお酒もやめて、次はトーストを二枚買ってきてくださいよ」

男性は笑いながら、わかったと答えた。

酒を飲まなくなって体が楽になったし、気分も少し軽くなった。つらいなんて言葉も前ほど口にしなくなったと。以前は生きているだけでつらくて、酒なしでは一日も耐えられないと思っていたのに、今では少しずつだけど、世の中も、そして自分のことも悪くないと思えるようになったと言った。

恥ずかしそうにモゴモゴと語るので、途中少し聞き取れないところもあったが、だいたいそういう内容だった。

彼が帰った後、数人の患者を診療した。厳しい寒波の影響で凍えそうな寒い日だったから、ようやく一息ついた頃には、はにかみ顔の男性が照れくさそうにくれたコーヒーもすでに冷めてしまっていた。

だけど最近飲んだどんなコーヒーよりもおいしかったし、トーストもまた、とてもおいしかった。

きっと〝少しずつだけど、悪くないと思えるようになった〟誰かさんの心が溶け込んでいたからかもしれない。

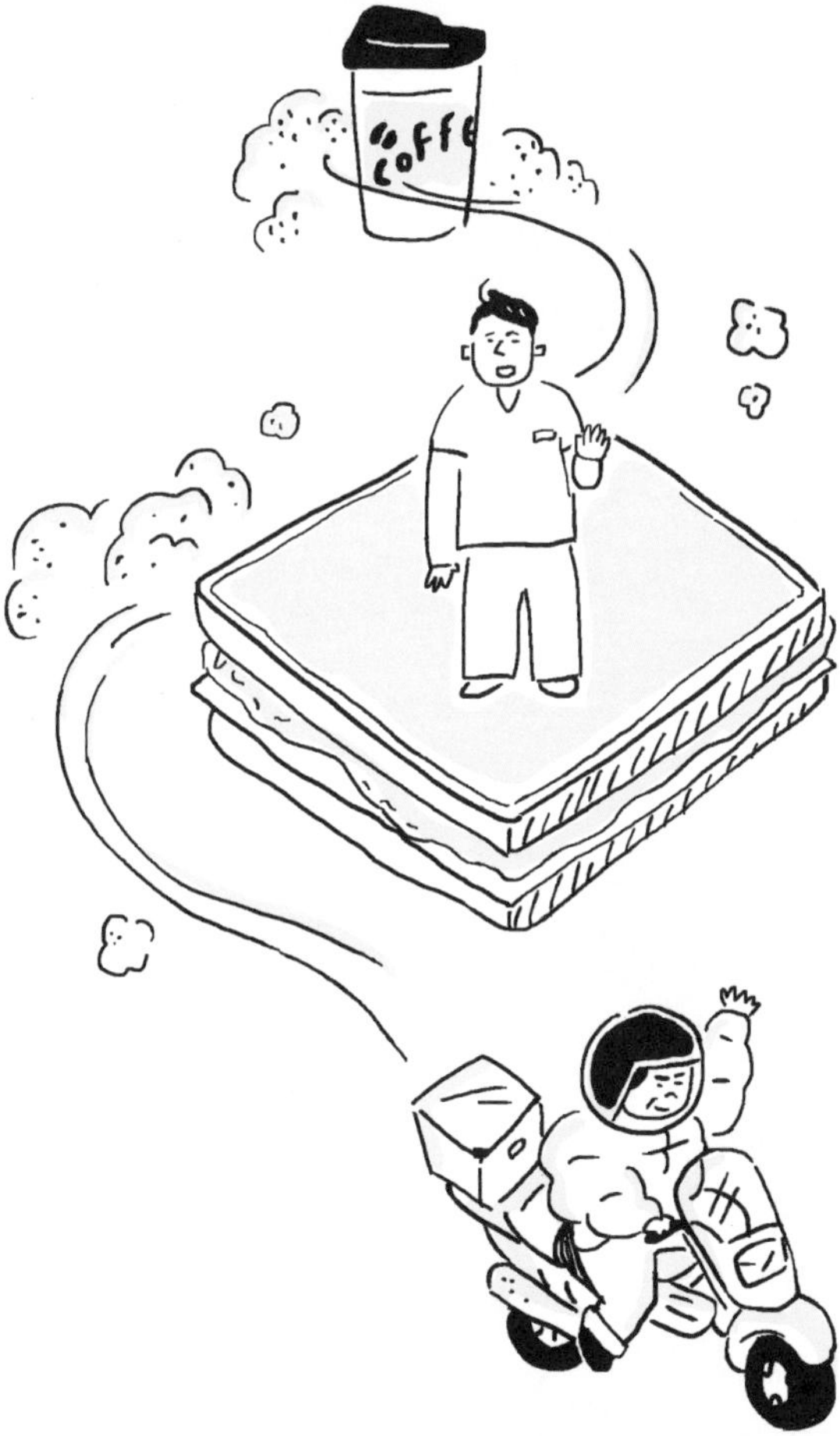
coffe

＃28

サービス

秋夕《チュソク》［旧暦八月十五日。祭祀、先祖墓参などを行う、お盆のような行事］の連休を数日後に控えた九月のある日、中年の女性がタオルで手をぐるぐる巻きにして診察室に入ってきた。タオルをほどき、ケガをした部分の血を拭き取ってみると、左手の親指の先端の肉がほんのわずかばかり削ぎ取られていた。縫合もできないし、新しい肉が盛り上がるまで、ただ消毒を繰り返して薬を飲むしかない傷だった。

女性が言うには、仕事をしていて包丁で切ってしまったのだそうだが、その口ぶりは重々しかった。

「仕事？　食堂で働いているのですか？」

「あれが食堂なのか家の仕事なのか、私ももうわかりません。うちの夫が家督だか跡継ぎだかそういうものなので、法事だけでも年に十回は超えるんですよ。さらに正月や秋夕ともなれば五十人分の料理を準備しなくちゃいけないんです。いっそ食堂で働いた方がマシかもしれない、給料だってもらえるでしょう」

そんな話を聞きながら彼女の手を丁寧に拭いて消毒していたら、その手の上にぽとりと水滴が落ちた。おや？　この奥さん、泣いている？

「泣けるほど痛いですか？」

いつものような僕の的外れな発言に、彼女は、急に母親のことを思い出して泣けてしまったと謝り、言葉を続けた。

結婚してこのかた、もう十年以上、正月も秋夕も実家に戻ることがままならず、食事の準備だってただの一度も手伝ってあげられずにいることが申し訳ないのだと。おまけに、ただでさえ秋夕の忙しい時期なのに、自分が手をケガしたことでほかの嫁たちの仕事が増えて迷惑が掛かるかもしれないことも申し訳ない、とも言った。

ああ、もう、この奥さん、なんでそんなに申し訳ないことだらけなんだろう。黙って聞いていた僕はちょっとイライラした。

指を消毒してガーゼをあてがい、ケガをした親指にだけ包帯を巻こうとしたのだが、彼女の話を聞きながら勢いまかせに包帯を巻いていたところ、ずいぶん厚ぼったくなってしまった。これは巻き直した方がいいなと思ったが、僕はあることを思いつき、包帯をほどく代わりに、ワゴンから伸縮性のある包帯を取り出した。

「法事のたびに大変ですね」

会話をしながら、僕は包帯を巻き続け、彼女はそれを見つめながら答えた。

「でも、仕方ないんですよね。これが長男と結婚した私の運命だとあきらめていますから。一生続くんだって割り切って生きるしかないのよ」

「はい、できました」

包帯は指と手のひら部分を過ぎて手首に向かっていた。

左手の親指から手のひら、そして手首までしっかりと美しく巻き上がった包帯の出来映えに、僕は満足感すら覚えていた。一方、女性は納得いかないような顔をしていた。

「指先しかケガしていないのに、こんなに包帯を巻かないとダメなんですか？」

「ああ、手のひらと手首はサービスですよ。秋夕だから」

彼女は連休明けにまた来ますと言って診察室を出ていった。包帯はサービスだと僕から言ったので、その分の料金は請求しなかった。

慌ただしい秋夕に、長男の嫁が手首まで包帯をぐるぐる巻いて病院から戻ってきたらどうなるだろう。間違いなく仕事が増えるであろう、彼女の親族のお嫁さんたちには少し申し訳ない気もする。

しかし、つらい思いをしている人がいるのなら、その荷物を少しずつ分け合うことが家族として当然すべきことだと思うし、そんな過程を通じて家族の絆は一層強まるはずだと、僕なりに考えた。そんなお節介の大義名分は、瞬時にひらめいた分だけ連休の間にきれいさっぱり忘れてしまった。

どこの病院も同じだろうが、連休明けの初日は本当に忙しい。ごった返す待合室に、あの長男のお嫁さんもいた。

数日たったというのに、彼女の包帯は巻き立ての時と変わらず乱れていなかった。休み明けの単なる挨拶に過ぎない「連休中は何事もなく過ごされましたか？」という質問に、彼女は実にたくさんの話で答えてくれた。

＊

秋夕の間、長男の嫁という立場上、まったく仕事をしないわけにもいかないので、それなりに料理を運んだりお膳の準備などを手伝ったりしたと言う。

だが、妻のケガを見かねてなのか暇だったのか理由はわからないが、とにかく、普段手伝いもしなかった夫が家事を手伝ってくれて、おかげでその間にいろんな話をすることができたそうだ。

さらには、法事を言い訳に飲んだ酒の勢いかもしれないが、夫の口から「いつも苦労ばかり掛けてすまなかった」という言葉まで聞けたんだそうな。

それだけでなく、茶礼《チャレ》［秋夕の朝に行う祭祀］を済ませた翌日、夫と子どもたちと一緒に、念願だった実家に帰ることができたのだと言った。

「一晩泊まっていくって言ったら、母が、先方に申し訳ないから夕食だけ食べたら帰りなさいってうるさくて。結婚以来初めて秋夕の時に実家に帰れたっていうのに。一日中、母と言い争いだけしてきたみたいですよ」

実家の母とケンカしたという話をしながら彼女が笑った。僕も静かに笑った。

連休が終わった途端、彼女の手の包帯の面積が目に見えて小さくなったり、小さい絆創膏だけを貼って戻ってきたりしたら、家族に怪しまれるだろう。そんな小さなミスでこの完璧なプランを壊すわけにはいかない。僕は綿密な計画を立て、彼女の手首のすぐ下までと決めて、再び丁寧に包帯を巻いた。

もちろん、今回も二本目の包帯はサービスだ。

#29

夫は味方だろうか

三日前に風邪で来院して薬を出した二十代後半の女性が、再び診療所を訪れた。幸い、風邪はずいぶんと良くなっていた。

診療が終わる頃、女性から「近頃ずっと疲れが取れないので、点滴を打ちたいけどできますか？」と尋ねられたので、僕は、費用と時間の問題だけだと答えた。

女性の点滴がきちんと血管に入っているのを確認して、次の患者の診療の準備をしていると、看護師が入ってきた。

「今、点滴中の女性ですが、血管がもろくて輸液が漏れてしまっていたので、別の部位でルートを確保しておきましたよ」

僕はしばしば作業の手を止めて、点滴室に確認に行った。最初に針を刺した部分が大丈夫か確認するのと、ほかに説明することもあったからだ。


点滴室に入ると、診療の時には見掛けなかった男性が彼女のそばに座っていた。軽く目礼をして気づいたのだが、見覚えのある顔だった。以前、この診療所に掛かったことがある人のようだな。

「輸液が漏れてやり直したそうですね？」

「そうなんです」

「痛くないですか？　ちょっと失礼しますね」

確認したところ、別に腫れてもいなかったが、絆創膏が貼られた部分を軽く押すと少し固くなっているようだった。

「ひょっとしたら後であざができるかもしれないから、針を刺した辺りを軽く揉んでやるといいですよ……」

そう言い終わった時、彼女の横に座っていた男性と目が合った。

彼氏だろうか？　夫だろうか？　点滴中の女性よりはちょっと年上のようだが……。よくわからないときは、とりあえず聞いてみればいい。

「ひょっとして、ボーイフレンド？」

「わははは、僕、夫ですよ」

男性は何がそんなにうれしいのか、実にくったくなく笑った。女性もつられて弾けるように笑った。ならば僕だって、この雰囲気に積極的に便乗しなくては。

「ああ、やっぱりね!?　ボーイフレンドだったら僕が言うより先に揉んであげてるはずですよね。やっぱり、旦那さんじゃあね……」

「わははは！」

「キャハハ！」

「うははは！」

お寒い冗談にもここまで笑い合えるところをみると、僕の冗談なんかなくても彼らは十分、楽しくて幸せな夫婦のようだ。

夫《ナムピョン》という単語は〝他人《ナム》の味方《ピョン》〟を縮めた言葉だ、などという皮肉めいた冗談が冗談に聞こえない今の世の中にあって、他人の味方ではなく自分の味方が存在しているということ、そしてそんな伴侶とリラックスして共に笑い合えるなんて、どんなに幸せなことだろう。

僕はそっと点滴室を出た。


五分間だけボーイフレンドに戻ったつもりで、彼女の腕を優しく揉んであげてくださいと言ったけれど、男性は本当にちゃんとやってくれているかな。

まあ、少しくらいあざになったところで、彼女にとってもそれほど大したダメージではない。数日たてば消えてしまう青あざと違って、一生消えることのない自分の味方が、あんなふうにそばにいてくれるのだから。

#30

時は流れる、それも速く

近頃の女子高生にありがちなメイクや髪型もせず、制服のスカートも校則通りの長さで着ているような、色気とはおよそ縁遠い雰囲気の女の子の患者がいた。この子は季節の変わり目ごとに風邪を引いては苦労していて、そうやって数カ月おきの通院を繰り返して高校を卒業した。

高校卒業後は大学ではなく就職を選んだ。「電車とバスを乗り継いで、自宅のある一《イル》山《サン》［ソウル近郊のベッドタウン］からソウルまで通勤するのがこんなに大変だなんて思いもよらなかった」と、診療所に来るたびに愚痴をこぼしていた。

*

夏風邪で数カ月ぶりに診療所に顔を出した彼女は、「どうして会社の自分の席がエアコンの真下なのか」とやはり愚痴をこぼしながら、鼻をすすっていた。

「仕事は楽しいかい？」と尋ねると、実は先月、家から程近い町の会社に転職したばかりだと言う。ソウルに通勤していた頃に比べれば「チョー余裕」なんだそうだ。正確には思い出せないが、いろんな話をしてくれた。

「じゃあ、別に問題もなくやってんだろう？」

〝お元気でしたか？〟〝はい、お気をつけて〟とほぼ同レベルの、何の気持ちもこもっていないただの挨拶に過ぎない〝問題なくやってるか？〟という言葉にも、彼女はうれしそうにおしゃべりで答えてくれた。

目と耳は彼女に固定して話を聞いているポーズを取りつつも、僕の頭の中では、別の考えが浮かび始めていた。薬は何を処方するか、来週のいつ頃に来てもらおうかというようなことだったが。とにかく……。

ぼんやりしていると、最近ダイエットに気を配っているという彼女の話が耳に入ってきて、僕は反射的に「キミは痩せる必要なんかないだろ」と答えた。真剣に考えて言った答えではないが、実際にこの子は太りすぎでもなんでもない平凡な体格だったので、別に気を遣ったわけでもお世辞でもない。

だが、〝なぜ彼女が痩せなければならないのか〟という理由を聞いた途端、薬のこともお世辞のことも一瞬で頭から吹っ飛んだ。

「け、結婚だって？」

「はい。今年の秋に式場を予約したんです。ウエディングドレスをかわいく着こなしたいから、絶対痩せなきゃマジでヤバいんですよ」

この子、いくつだったっけと思い、モニターに映し出されたカルテを見ると、二十三歳。そうか、二十三か！

「二十三歳で結婚だなんて早いんじゃないか？」という僕の問いに、あれこれと自らの言い分を述べた彼女の結論は、「恋人として付き合ってるうちは、彼も煮え切らないみたいだし」というものだった。そして、相手は長く付き合ってきた人だから、昨日今日決めた結婚じゃないんだと付け加えた。

「長くって、キミ今、二十三歳でしょ？」

「はい。確か今年で七年か、八年になるのかな。付き合い始めてから」

おいマジかよ！　相当ヤバいね！　メイクもパーマも制服の改造もしない、純朴なイメージだったこの子に、あの当時すでに彼氏がいたってことか。その男子と七年以上付き合って、二十三歳で結婚するつもりだって話だろ、話だ、話だったのか！

彼女を見送ってから、何だか妙な気持ちになった。制服を着てここに来ていたあの高校生が結婚するなんて、そんなに時がたったんだろうか……、その間に、僕自身は何か変わったんだろうか。

そして、最近ようやく思春期の終わりに差し掛かった僕の娘が、いつの日か、どこの馬の骨ともわからない野郎をひとり連れてきて〝お父さん、私この人と結婚する〟なんて告げるんだろう。そうなったら僕はどんな気持ちになるんだろうか。そんな想像にまで及び、思わず渋い顔をしていた。

まったく、光陰矢のごとしだ。

じっとしていられず待合室を走り回っていたハナたれ小僧が制服を着て現れたり、〝マジ？　ヤバ！〟が口癖だった制服姿の子たちが女子大生や軍人になって挨拶にやって来る。息を切らしながら階段を上がってきては〝しんどい〟と言っていたお年寄りたちのうち数人はすでに亡くなっているし、今でも息を切らしながら階段を上がってくるお年寄りのうち数人は、以前よりもっとつらそうに肩で息をしている。

一日、一日はうんざりするほどのんびり過ぎていく。時には、定時までカウントダウンする一時間が一カ月くらいに感じられる日もあるほどだ。それでも、春になったなあと思うと夏になり、エアコンの風が冷たすぎるなあと思うといつの間にか底冷えのする冬になっている。

今日、制服姿でここに来た学生たちのうちの誰かがまた〝結婚します〟と報告してくるような頃には、僕は一体どんな姿になっているのだろう？　相変わらず、〝ショック！　時のたつのは速いなあ、僕がここに来てから何年になるんだっけ？〟なんて数えているのだろうか……。

ただその時は少なくとも、今よりも柔らかいショックであってほしい。

過ぎた時間への後悔や思い残すことが少なければいい。

過ぎ去っていく日々が１００％満足のいくものでなかったとしても、〝それでも一生懸命生きたよね〟と言うことができたらいい。

……おっと、またずいぶんとぼんやり考え込んでしまっていた。今、何時だろうと思って時計を見た。

なんだ、定時までまだ二カ月もあるじゃないか！

31

ある秋の日

たまに会った親戚から聞かれたくない質問のトップテンに必ずランクインするあの質問を、僕もついに口にしてしまった。

「就職はしたの?」という僕の問いに即答できなかった彼を見て、瞬時にマズったと思ったが後の祭りだった。

口に出す前によく考えるべきだったのに、言ってから後悔するなんて……。どうやら僕も正真正銘の老害オジサンになりつつあるようだ。

それなのに一瞬の気まずささえ我慢できない僕は、「まあ、焦ることはないからゆっくりやればいいよ」などという、さらに余計なひとことまで付け加えてしまったのだ。

彼は高校三年生の時に喘息と肺炎に苦しめられ、ただでさえ人生で過酷な時期を人一倍壮絶に戦ってきた子だった。そんな彼もいつしか兵役を終え、大学も卒業した。春先に来院した際に「これから就職活動するんです」と言っていたことを思い出したので、僕はただその結果が気になって質問してみただけだったのだが……。

当事者の立場からしてみれば、苦悩と祈りと挫折の連続のつらい日々だったはずだ。それを僕のくだらない好奇心ごときで蒸し返してしまって本当に申し訳ない……。

「就職活動は忙しいかい？」

「はい。でも思っていた以上にやるべきことが多くて……大学入試の時の苦労なんて屁みたいな感じですよ」

「で、やりたい仕事は見つかったの？」

「それが～……」

ほう。ここはひとつ、悩める青年に人生の先輩としてのアドバイスをすべきか。

就職は一日二日で終わるようなことじゃないのだから、目先の状況だけで判断するなよ。何を選択したとしても結局は何かしらの後悔は残るものだから、一般的に有利なことよりも自分が好きなことを選べよ。やりたいことじゃなかった場合、割り切るか、ただ耐え続けることになるがどっちも苦しみだぞ。結婚して子どもができれば責任と義務が新たにのしかかるぞ。でも、そうなったときには、理想と違うからと仕事をやめることなんてほぼ不可能だ。キミも僕の歳になればわかるだろうが、結局やりたいことをする人生が最高なんだって……。

気持ち良くこんな話をとくとくと語っていたのだが、ふと、彼の視線がだんだん僕から外れていっているのを感じた。ただ風邪薬をもらいに来ただけの青年に対して、僕はまた、いらぬお世話を焼いていたんだな。

「ま、そうだな。僕が言ってることなんか全部あてにはならんぞ。いつも通り、何事もキミが実際に経験してみないとわからないよな、結局はね」

「あの……」

「うん？」

「その、院長さんは……やりたかったことなんですか？　今の仕事」

実に良い質問だと、うっかり口を滑らせてしまうところだった。

正直、僕はその話がしたくてうずうずしていたんだ、青年よ。


「そんなもん、当たり前じゃないか」

「うわ～！　いいですねえ」

「これは本気の極秘情報なんだけど……教えてやろうか？　どんな秘訣があるのか」

「お願いします！」

老害オジサンのつまらない話に退屈していた彼の目に、一瞬にして輝きが戻った。僕は、その輝く瞳にしっかり目を合わせて、はっきりと言った。

「その秘訣はな……、自分が今やっている仕事こそが、もともとやりたかった仕事なんだと自らを洗脳するのさ。以上！」

実現不可能な青写真一枚を頭の中に描いて、それが叶わなくて不幸だと思って生きることがどんなに愚かなことなのか、誰しもわかっているはずだろう？

さらにその青写真を〝自分がやりたいこと〟と混同してしまうことも実によくある話だ。僕にだってそういうことがあるから。

だから仕事として選ぶなら、自分ができることは大前提で、ほんの少し努力したり、勉強を頑張れば手が届く範囲の中から、自分がより興味を引かれて楽しいものや、ほかの選択肢よりも少しでも自分を幸せにしてくれるものを選べばいい。それをうまく選び出せたなら、十分に素晴らしい人生が送れるような気がするよ、僕は。

「だとしたら、やりたい仕事って状況によって変わり続けますよね？」

「さすがだね、それこそが重要ポイントさ。時がたつにつれて、歳も取って状況も変わるのに、自分がやりたい仕事をその変化にリンクさせずに固定したままにすると、現実とかけ離れた、ただの空想になってしまうんだよ。それでも本当に重要なことは、やりたいと思う何かが変化する・しないにしても、いつだって〝自分が今、本当に求めているのは何か〟と自問し、悩み続ける習慣なんじゃないかと思うね」

彼の診療はとっくに終わっていた。僕は処方箋を作成してスタッフに回し、彼は診療所を出て薬局に行き、薬を受け取りさえすれば、各自のすべきことは終わりだ。しかし、そんなことよりも僕が今やりたいのは、キミとこうして語り合うことなんだ。

もちろん、この言葉は心の中に留めておいた。面と向かってこんなことを言われたら、彼だって照れ臭くてたまらなかっただろうから、今思い出してみても言わなくて良かったと思う。

*

パソコンに向かって、あの日のことを書き始めたら雨の音が聞こえてきた。そうだ、帰りに市場に寄って新ジャガをひと袋買おう。ふかしたあつあつのジャガイモを食べながら、雨音をＢＧＭにゆったりと秋の夜長を過ごすとするか。それが今〝僕がやりたいこと〟だから。

32

バラエティーに富んだ一日

血圧の薬を出してほしいという、年配の男性が来院した。初めて見る顔だ。血圧を測ろうとしたその時、男性の携帯電話がけたたましく鳴った。聞いたことのないポンチャック［韓国のリズミカルな大衆歌謡］だ。何のためらいもなく男性が電話に出ると、特にすることのない僕はモニターを見つめながらしばしぼんやりしていた。

ひと昔前だったら、診療中だから携帯電話の電源は切ってくださいとか、電話は外でしてきてくださいなんて注意していたところだが、僕はもう何も言わなかった。話が終わったと見えて、男性は電話を切った。

さて、ようやく血圧を測ってみたところ、やたらと低い。これまで飲んでいた薬の名前を尋ねると、男性は携帯電話に保存していた画像を表示して見せた。

ふたつの血圧の薬の名前が読み取れたが、副作用が指摘されて以来、最近ではあまり処方されることのない薬が含まれていた。聞くと十年前から服用していると言う。

血圧は低いし、ほかの合併症もないので、むしろ、これまで服用していた薬のうちのひとつだけの処方で十分だと説明した。しかし、僕の説明に対して彼は「三カ月分処方してください」とだけ答えた。理由を尋ねると、これから海外へ行かなければならないからと言う。

言われた通りに三カ月分を処方しようとしたところ、ひとつだけでは困るので写真と同じ二種類を処方してくれと言う。なぜそんなことをする必要があるのかと問うと、すでに処方箋なしで写真の薬を三カ月分受け取ってきているから、そのまま処方箋を書いてもらわないと困ると言う。あきれた！　僕のことを処方箋発行機だとでも思っているのだろうか。

「今、服用されている薬と現在の血圧から総合的に判断して、薬はひとつお止《や》めになった方が良いでしょう。それに同意されるのであれば処方箋をお出ししますが、同意できない場合は、当院では処方箋をお出しすることができません」

案の定、受付でひと悶着起こった。処方箋も受け取っていないのに、なぜ診療費を支払う必要があるのかという言い分だ。こういうときも、以前の僕ならすぐさま受付まで飛び出して行ってひとこと言ってやるところだが、もう面倒だ。

結局、その男性は診療費を支払うことなく診療所を出ていった。


続いて三十代後半の男性がブルブル震えながら入ってきた。悪寒と倦怠感が主な症状だと言うが、特に高熱があるというわけでもなかった。聞けば、この十日間ほぼ毎日、酒を飲み続けていたのだと言う。

「旧正月の連休を、ずいぶんと有意義に過ごされましたねぇ」

僕としては冗談のつもりだったが、目の前に座った男性が醸し出す〝冗談じゃねぇぞ〃という気配から察するに、きっと僕の顔には〃やれやれ〃というような文字が刻まれていたのだろう。

その男性が静かに口を開いた。先日、母親が亡くなったと……。

亡くなってからどのくらいたつのかと聞くと、三カ月だと言う。三カ月もたつのに今も苦しいのかと尋ねると、以前よりは少しはマシになっていたのだが、旧正月を迎えたら母親との懐かしい記憶がよみがえってきて会いたくてたまらなくなり、つらい気持ちがぶり返したとのことだった。

食欲も湧かず、眠れなくてさらに長くなった一日を、ただ酒を飲むことでつないできたのだと語る男性の目に、みるみる涙が溢れてきた。

ひとりで暮らしているのかと聞くと、そうだと言う。仕事はしているのかと聞くと、していないと言う。

今、僕がしてあげられることは何だろうか？　どんなに知恵を絞ってもザナックス［抗不安薬の一種］を数錠処方するくらいしかできない。

「ひとり残していった息子が毎日酒に飲まれているなんて、お母さんが知ったらどう思うでしょうね？　お母さんのためにも、ご自身の体をいたわってあげなきゃ」

　結局、手垢まみれのありがちな慰めの言葉を掛けただけで診療を終えた。


　若い男性が去った後は、外国人の女性が三、四歳くらいの息子を連れて入ってきた。医療保険もなく、韓国語もたどたどしい若いお母さんだが、ここ数年ずっと腰が痛いのだと言う。自宅近くの病院でも腰痛に関連するいくつかの検査を受けたが、手術するほどではないと診断され、理学療法と薬でしのいでいるのだそうだ。

　聞けば彼女は南楊州市《ナムヤンジュ》［ソウル市の東に位置する都市］に住んでいるそうだが、どうして一時間以上掛かるこの診療所まで来たのかと問うと、夫の実家がこの近所で、義父に薦められて来たのだという。

　待合室で待っていた彼女の義父を診察室に呼び寄せた。お爺さんの顔には確かに見覚えはあったが、名前までは思い出せなかった。

　とにかく、いつもより痛みが強いというお嫁さんには点滴を打ち、薬を処方することにした。それを聞いたお爺さんが、僕に向かって腰を直角に折って丁寧にお辞儀をしたので、僕も直角のお辞儀で返した。

その後も数人の患者を診療し、トイレに行こうと廊下に出ると、先程の外国人のお嫁さんを連れてきたお爺さんが、底冷えのする廊下で孫と一緒にしゃがみ込んでいた。

なぜ外にいるのですかと尋ねると、孫がじっとしていないので待合室だと迷惑が掛かるといけないと思ったと言う。それなら、お嫁さんがいる点滴室に一緒にいたらどうかと提案したが、それだと嫁が休めず迷惑だからいけないのだと。やれやれ、ずいぶんと心配性のお爺さんだ。

診療所の注射室を覗いてみたら暖かい部屋がひとつ空いていた。

僕は、寒いんだから廊下で待っていないで中で待っていてくださいと、床に置かれたお爺さんのカバンを手に取り、彼らを案内した。

「お孫さんが風邪でも引いたら大変だから、点滴が終わるまで注射室で待っていてください」

そう言って部屋を出ようとすると、お爺さんが「ありがとう」とお礼を言いながらまた直角のお辞儀をした。

そんなお辞儀なんて結構ですからと言いながら、僕もつられて直角のお辞儀をした。お爺さんとふたり、向かい合ってぺこぺことお辞儀をし合っていたら妙におかしくなってつい吹き出してしまった。


退屈する暇もないほどバラエティーに富んだ日常で本当に良かったなんて考えはほんのわずかで、こんなに目まぐるしくちゃ、躁うつ病にかかった舞台俳優みたいになるんじゃないかと思う。

デスクの隅に置いていたマグカップを手に取り、コーヒーをひと口すすった。診療の合間に飲もうと淹れておいたのだが、それすらいつのことだったか思い出せない。

記憶が飛んでしまうほどの目まぐるしさを証明するかのように、コーヒーは冷たかった。

33

先生

制服姿で診療所に現れた少女は、アレルギー性鼻炎で鼻をすすっていた。明るい性格のこの女の子は、よくある高三病〔入試のストレスからくる各種の病気〕に悩まされることもなく、いつでも鼻をすするだけだったが、大学入試を間近に控えた頃になってようやく、ストレスで痩せたなんて言っていた。

幸い、志望していた大学に合格し、彼女の服装も制服から私服に変わった。薄化粧までするようになっても、季節の変わり目になると、高校時代と変わらず鼻をすすりながら診療所にやってきた。

そしてさらに時がたち、気がつけば彼女も二十歳を超えていた。

僕は彼女に対して、このまま以前と同じように子どもと接するような口調を続けてもいいものか、それとももう成人しているのだから、それなりに大人として尊重した言葉遣いで接するべきか、診療のたびに迷っていた。

そんなことを考えていた頃には、鼻水などというかわいい症状に加えて、合コンでお酒を飲み過ぎて胃の調子が悪いなどという、実に感慨深い来院もあった。

そしてまた、ようやく春めいてきた頃だった。

お約束のようにアレルギー性鼻炎が再発し、彼女がやってきた。診療の最後に僕もやはりお約束のように、〝最近どう？　変わりなくやってる？〟という挨拶を繰り返した。ところでどういうわけだろうか。いつもと違うコメントが返ってきた。

「いいえ、最近、就活で大変なんです」

就活？　ああ、この子、今年で大学を卒業するんだっけな！　時がたつのは速いものだ。制服姿で通院していたのが昨日のことのようだが、大学も卒業して、もう就職かあ。

「そうか、キミもようやくいっちょ前に社会に出るんだな。社会はそう生易しいものじゃないけど、だからって怖がりすぎる必要もないぞ、頑張れよ」

僕はまた、古臭くてうんざりするような話を長々と語ったように思う。

ひょっとしたら僕は、いつの間にか大人に成長していた彼女の姿に驚いた僕自身を慰めたくて、そんな話をしたのかもしれない。まだ鼻水を垂らしている子どもだと思っていたのに、時の流れの速さに気づかずにいた僕のために……。

＊

今日の午前中、久しぶりに彼女が来た。鼻炎はそれほど大したこともなく、いつもの薬を処方した。そして習慣のように、何の気なしに尋ねた。

「最近どう？　変わりなくやってる？」

「変わり……ありましたよ」

「えっ、何？」

「私、○○研究所に就職が決まったんですよ、へへへ」

「おお、おめでとう！　やったねえ。就職したいって言ってたところじゃないか」

「イェイ！　ありがとうございます。あ、それから、これ」

そう言いながら、診察室の入り口辺りに置かれた紙袋から、きれいにラッピングされた一輪の花を取り出した。

「え？　僕に？」

「はい」

「どうして？」

「今日は五月十五日ですよ、先生の日［韓国の記念日。日頃、世話になっている恩師に感謝の意を伝える日］じゃないですか。この後、大学の指導教授の所にご挨拶に行くんだけど、さつき花屋に寄った時に、ついでにもう一本買ったんです」

「僕はキミの先生でも何でもないのに……」

「先生じゃないですか。私の、病院の先生」


彼女が置いていった一輪の花を眺めていたら、急に恥ずかしくなった。

僕って、処方箋発行機でも、保険がきちんと適用されるように健康保険審査評価院の基準に従ってカルテを整理する検証プログラムでも、毎日同じ症状を尋ねて記録する自動応答機でもない、先生だったんだなあ……。

先生でなくちゃいけないんだなあ！

いつの間にか遠ざかり、曖昧なものになっていたその言葉を、彼女が僕の頭と胸にしっかりと刻み込んでいった。

申し訳ないくらいに太陽がまぶしい五月だ。

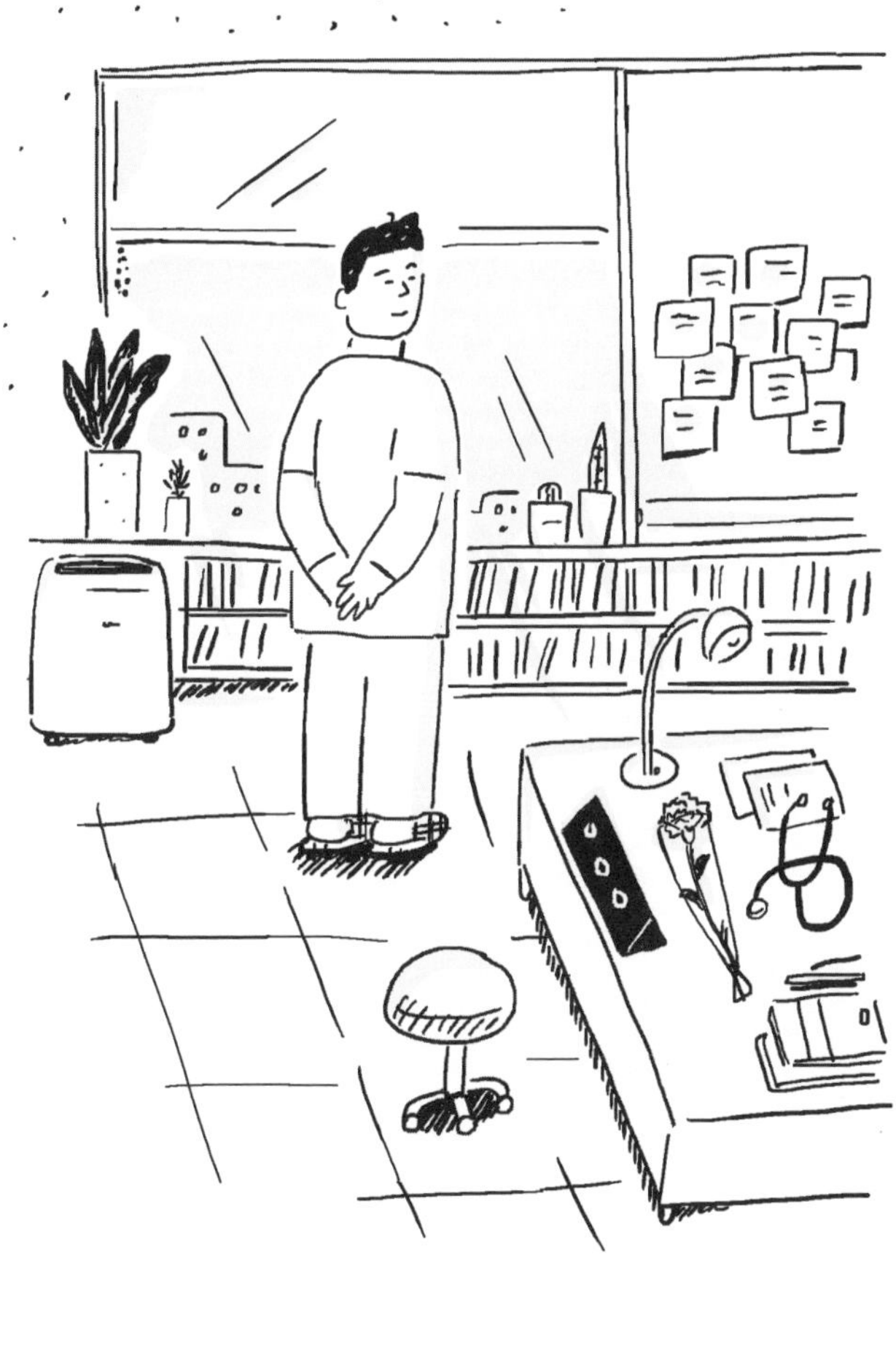

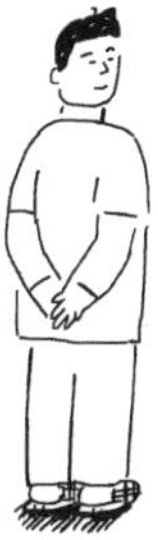

応える

僕のことを忘れずに
電話してくださってありがとうと、
正直、僕がしてあげられたことなんか
大してないのに、
よく思ってくださっててありがとうと。
そして、早く良くなって
診療所に糖尿の薬を取りに来てくださいと……。

#34

春の風と黄砂

「三月と言ってもまだまだ寒いんだから、朝方は特に気をつけないと。まったく人の言うことを聞かないんだから。それだからまた風邪引くんですよ」

「そうじゃね、本当に人の言うことを聞かない困った婆さんじゃ」

微笑んでいるような、そうでもないような、うつろな表情でお婆さんが答えた。

「どうか、お願いしますよ」で終わると思われた僕らの会話は、お婆さんのそんな他人事みたいな返事のせいで、さらに長引くことになった。

もう、お婆ちゃん、その歳で何のためにそんな朝早くから精を出してるんです？　畑仕事？　畑で何を育てているんですか……？　次々に質問する僕に、お婆さんは相変わらず何を考えているのかわからない表情のまま、言った。

「別に。甥っ子がやっとることを、ちいっと手伝っとるだけじゃ」

ああ、気になる！　その甥っ子が何の仕事をしているのかが！

「だからその甥っ子さん、何の仕事をしてらっしゃるんです？」

「ほら、市場に行けば段ボールとか、出とるのあるじゃろ」

お婆さんは市場の各店舗が閉店後にごみとして出した段ボールを、翌朝集めて町の回収業者に持ち込んでは換金する仕事をしていると言う。

別にその仕事自体にとやかく言うつもりはないけれど、せめて風が強くてほこりっぽい日ぐらいは休むようにしたらどうかと僕は言った。

八十にもなって毎朝そんな無理をしていたら持病の喘息が悪化するだけでなく、ただの風邪が肺炎になることもあるんだ、そしたら段ボールより先にお婆さんを回収業者に売りに行くことになりますね、というおどしも忘れずにしっかり付け加えた。

「それでお婆ちゃん、その段ボール、持ち込んだらいくらになるんです？」

「一キロあたり三十ウォン〔約三円〕じゃけ。市場中かき集めてリヤカーに山積みにして持っていったって、ひどいときゃ千ウォン〔約百円〕にもならん……」

恥ずかしそうにもじもじするお婆さんの顔を見ていたら、僕は無性に腹が立ってきた。段ボールを三十キロ以上持ち込んで、ようやく千ウォン札一枚もらえるかどうかなのか……。そんな計算をしてイライラしたのだから、僕はたぶん段ボールに腹が立ったんだろう。

しんどい思いして段ボール集めて、稼いだお金を何に使うのかと問うと、お婆さんは、「そんなはした金なんか生活費に使えばすぐ飛んでいくだけじゃけ」と答え、いきなり自分が若かった頃の思い出話を始めた。

あの頃は大人たちにくっついて、彼らに言われたことをちゃんとやってさえいれば褒められたし、食べていくのに何の問題もなかったんじゃ。おかげで結婚して子どもも生まれて、家も買って、小さな畑も手に入れて。あっという間に大きくなった子どもたちが結婚する姿も見届けて、実に楽しく生きてきたんじゃアタシャ……と。

その言葉からお婆さんの言いたいことを要約するなら、〝たとえ手にするのが千ウォン札一枚でも、汗水たらしてお金を稼ぐことのすばらしさを知ることができたし、自分が稼いだお金を、他人にとやかく言われることもなく自分で使うことができて最高だ〟という話だろう。

僕はその話がうそだとすぐに見抜いた。

そしてそんなうそを適当に見逃してあげることができない僕の性格は、こんな状況でこそ、やたらと力を発揮するのだ。

「お婆ちゃん」

「うん？」

「段ボールを売って得たお金、使わないで貯めておいて、子どもたち、いや、孫たちのために使おうなんて絶対考えないでよね。そのお金で、お婆ちゃんが好きなものを買って食べてくださいよ、いいですね？　六十年も骨身を惜しまず働いて家族を食べさせてきたんだもの、もう、そんなことしなくていいんですよ。ね？」

「……そうじゃね」

僕にズバリ本音を見透かされたお婆さんは、小さくうなずいて少し笑った。とはいえ、これからもきっと、遊びに来る孫たちにお菓子でも買ってあげようと千ウォン札をこつこつと貯め続けるに違いないのだけど。

それでも、「そうじゃね」という返事をしてくれただけでも僕はうれしかった。

「お婆ちゃん、何か食べたいものとかないんですか？　好物とかないの？」

食べ物はあれば食べるし、ないならそれまで、という性格のお婆さんだと思っていたのに、僕のこの問い掛けには珍しく即答した。それも、市場で売っているスンデ汁

［ホルモンスープ］に始まり、ゆで豚だの豚カルビだのの名前が次々に飛び出した。話を聞きながら、ふと、段ボール五十キロを売った金額に相当する、千五百ウォンの診療費を請求せずにおこうかという考えが頭をよぎった。しかしそれは、誰かさんが制定した〝本人の負担金を割引くなどを通じた有因行為〟に該当する明白な医療法違反事項であるため、すぐさま棄却した。その代わりと言ってては何だが、某製薬会社が販促用にと数枚置いていった黄砂対策マスクのことを思い出してデスクの引き出しをあさった。

このマスクをお婆さんのポケットに突っ込む行為が、あのご立派な医療法に抵触したりはしないだろう、まさか。僕はそう思いながらマスクを取り出した。

「このマスク、ほこりっぽい日や風の強い日には必ずつけてくださいね。絶対ですよ。使わずにとっておいて孫にあげようなんて思わないでね」

マスクを差し出した僕を見て、お婆さんは相変わらずうつろな表情を浮かべたまま、ありがとうと言った。お婆さんにきちんと伝わっていない気がして、僕の小言もどんどんヒートアップしていった。

「このマスクね、最近の子どもにあげたって使わないからね、子どもたちはカッコつけて真っ黒いのをしてるでしょ。だからこのマスクは絶対に、お婆ちゃんが自分で使ってくださいね！　孫にあげても捨てられるだけだからね、いいですね？　このマスク、子どもにあげても、捨てられるだけだからね！」

僕の小言がいつまでも終わりそうにないと思ったのか、お婆さんはわかったわかったというように手のひらをひらひらさせて診察室を出ていった。

ああ、せめて気候だけでも早く暖かくなってくれないかな。

35

紹介にはご用心

「ここの院長と俺はなァ……」

僕がレジデント時代にもっとも聞きたくなかった言葉は、酔っ払いのうんざりするような愚痴でも、「患者の容体が！」というインターンや後輩レジデントの不吉な叫びでもなく、耳にするだけでイライラする、まさにこの言葉だった。

院長と知り合い――？　だから何？

一分一秒を争っているＥＲでただでさえ忙しくてくたばりそうなのに、院長と顔見知りだということが一体僕と何の関係があると言いたいのか。もちろん、院長と顔見知りだというその人物が生きるか死ぬかの瀬戸際という状況だったならば、自動的に僕の最重要患者になりえるが、わざわざ僕を呼びつけてまでくだらないことを言える状況なら、緊急事態でも何でもないだろう。

ＥＲという特殊な空間のせいなのか、僕の性格のせいなのかはわからないが、とにかくそういう言葉が死ぬほど嫌いだった。

「わあ、そうでいらっしゃったんですか！　僕が救急医学科のチーフです。あなたが退院されるまでのすべてのケアを僕が担当させていただきます」

なんてコメツキバッタみたいにへこへこする自分を想像しただけでも、全身に蕁麻《じんま》疹《しん》が出そうだった。

そういう嫌悪感はＥＲ時代で卒業できれば良かったのだが、町の診療所に移ってきてからも、診療に関係のないことを言ってくる相手には必要以上に警戒するくせが抜けなかった。

「実は俺、この診療所の常連の誰々と親しいんだ」とか、「向かいにある○○○って店の社長がこの診療所に行ってみろって言うから来たんだ」とか、「タクシーに乗ったら、運転手に勧められたんだ」などなど、初対面のときからこんな話をしてくる人たちは、何か特別な待遇をしてもらおうという下心があるはずだと疑って恐れた。

どんな職種であれ、小さい町で商売をするならば、紹介してくれた顧客と、紹介によって訪ねてきてくれる顧客には一層の配慮をすべきなのが常だ。それでこそ顧客が増え、売り上げも上がり、お金も稼げる。

しかし僕はそれが嫌いなのだ。ただでさえ心にもないことは言えないたちなのに、それが売り上げにつながると思うとなおさら抵抗がある。いまだに「だから何？」なんて、思うだけでなく口にまで出してしまうほどなんだから。

＊

先日、女の子の患者がやってきた。中学生になったばかりというから、僕の娘より二歳も下だが、この年若い患者は最初からひとりで診療所にやってきた。
もし、うちの娘がバスや電車に乗って友達に会いに行くことになれば、僕はありとあらゆる世話（乗り換え駅は知っているのか、横断歩道はこっちじゃなくてあっちにしろ、お金はあるのか、いっそ道がわからないなら車で送ってやろうか、など）を焼き、それでも心配が尽きないのに、そんな娘よりも二歳も下の子が、ひとりで診療所に来るなんて。

いつだったか、この女の子が来た日のことだ。経過確認のための再来院が必要だったのだが、昨今の忙しい中学生事情を考慮して、診療終わりに「三日後に、学校が終わってからちょっと来れるかい？」と尋ねた。僕の質問は、その日の放課後の塾のスケジュールは大丈夫かという意味だったが、この子は「ちょっと待ってください、バスの時間を調べます」と言って、カバンからバスの時刻表が貼り付けられた手帳を取り出した。

どこの学校に通っているのかと尋ねると、聞き慣れない名前だった。ということは診療所の近くではないということだが、一体どの辺だろうか。遠くから来ているのだろうか？

家はどこなのかと尋ねた。○○洞だと言うが、どこだかすぐにわからなかった。何となく聞いたことはあるような気がするのだが、はっきりしなかった。

女の子はバスの時刻表を確認すると、その日ならたぶん大丈夫だと言った。

彼女が診察室を出るや、僕は急いでインターネットの地図サイトを開き、学校の名前を手掛かりに彼女が住む町を検索した。

あった、ここか！　僕がスポーツをしに行くときに時々通り過ぎていた町だ。しかし、この町からなら診療所までは車でもゆうに一時間は掛かるはずだが……。

三日後、日もすっかり暮れた頃、予約通りの時間に女の子がやってきた。

診療終わりに僕は、家から一時間以上も掛かるこの診療所に、わざわざ来る理由を尋ねてみた。女の子は、家の近所には病院がないからだと答えた。実は僕は、先日検索した折に、その町に病院がいくつあるのかまでを調べ上げていたのだが、それについてはあえて言及しなかった。

それでも一時間以上掛けてここまで来る必要はないはずだから。

ならば、通っている学習塾がこの辺なのかと尋ねたが、違うと言う。じゃあ、バスに乗るのが好きなのかと尋ねてみた。往復二時間以上を要する道のりだし、乗り物好きならそれなりに納得もいくが、それもまた違うと言う。ということは、ボーイフレンドの家がこっちの方なのかと尋ねると、今度は〝は？〟と逆に問い掛けるように目を丸くされた。違うよね。だとすると、家に居たくないけど家出をする勇気がなくて、外で時間を潰すために遠くまで来ているとかかな？　彼女はいよいよ答える代わりに〝それってどういう意味ですか？〟と言わんばかりの表情でこちらを見た。

じゃあ、一体、どうしてなんだ？

「実は、お父さんが……。この診療所に行ってごらんって」

僕は彼女の父親の名前を聞き出し、カルテを検索した。ああ、この人だったのか。

「そうだったんだね。だけど、風邪薬なんてどこも同じようなものだよ。キミみたいにアレルギー持ちは、今後も季節の変わり目ごとに通院することになるだろうから、家から近いところに通った方が楽だろ？　今回は一週間分の薬を出しておくから、これを全部飲んで、また風邪を引くようなことがあれば、今度は家のそばの診療所に行きなさいよ。無理して一時間もバスに乗らないでさ。いいね？」

しかし、予想通り、彼女は一週間後に再び現れた。僕はもうこれ以上何も聞かなかった。ただ診察して、薬を処方して、数日後のバスの時刻表を尋ねるだけだ。そして彼女の父親の名前をメモして、ただ彼が来るのを待っていた。

それから少したち、彼女にアレルギー因子を受け継いだと強く疑われる男性が、彼女と同じような症状で診療所に現れた。僕はにこりともせず、真剣に言った。

家の近所にだって病院があるのに、往復二時間、それもバスの本数が少ない町からだから、バスを待つ時間まで含めると三時間くらいはゆうに掛かるのだから、子どもに無理強いしないでくださいと伝えた。

誤解だと彼は言った。

もちろんこの診療所の話を娘にしたのは自分だが、通えと言ったわけではないと。家から近い病院も勧めたが、娘がどうしてもここがいいと言って聞かず、バスに乗って通うことの何が悪いのかと反論までされたのだと困った顔をした。

「しかしまた、なぜお嬢さんはこの診療所が気に入ったんでしょうか？」

「さあ？　ここの薬がよく効くからだとかなんとか」

「納得できないなあ」

「大丈夫ですよ。僕も通っていますけど、バスで通えなくない距離ですよ」


その彼女が今日も診療所にやってきた。

アレルギー性鼻炎に加え、軽度の蓄のう症の気があった。季節の変わり目ということもあり、このところバスに乗る頻度が高まっている。

「バスにも慣れたかい？」

「今日はホームルームまで出てるとバスの時間に間に合わないから、七時間目が終わってから即行《ソッコー》で来ました」

「もうすぐ六時になるけど、お腹空いてるんじゃない？」

「大丈夫です。家に帰ってからご飯食べればいいですから」

ふと、おやつに食べようと思って近くのコーヒーショップで買っておいたクッキーがあるのを思い出した。僕はすばやく賞味期限を確認すると、クッキーがせいぜい三、四枚入っているかどうかの小箱を、彼女の時刻表が貼られた大事な手帳の横に置いた。

ほら、やっぱりだ！　誰かの紹介で来た人というのは間違いなく僕を苦しめる。お菓子、もうちょっと買い置きしておかなくちゃいけないよなあ。

＃36

賢いキツネ

毎月の検査では、血圧の数値に何の問題もないお婆さんだ。そのはずなのに！

「おかしいなあ」

「何がさ？」

「今日に限って血圧が高いんですよ。検査日も指定通りだし、薬もきちんと飲んでいますよね……。ひょっとして、どこか調子の悪いところとかありませんか？」

「ないね、大丈夫」

「じゃあ、何か心配事でもあったとか？」

「いや。毎日ぶらぶらしてるような身分じゃけ」

「薬はちゃんと飲んでますよね？」

「もちろん。毎日欠かさず、ちゃ〜んと飲んどる。血圧、そんな高いのかい？」

「170と90ですね、170なんてずいぶんと高いから」

「そんなこともあるじゃろ」

もう一度測ってみても、逆の腕で測ってみても、少し時間をおいて測定し直してみても結果は同じだった。どうしても160以下に下がらない。

「一年以上、うまく調節できていたのに突然高くなるなんて。とりあえず向こう一カ月は、今まで出していた薬をお出ししてみます。たいていは様子を見ているうちにまた良くなるんですよ。もし、来月も高ければ、その時に薬を変えましょう。もともと検査は来月行う予定だったから、その時にしましょうね」

「うん。全部、先生に任せるわ」

「心配じゃないんですか？」

収縮期血圧が120から130に上がっただけでも、やたら心配して、このまま最悪のケースに向かうんじゃないかなどと大騒ぎする何人かの顔が思い浮かんだから聞いてみただけなのだが、お婆さんはヒヒヒと笑った。

「わからんアタシが心配しても何も得せんじゃろ。先生がちゃんとやってくれれば、それでええよ」

まったくだ。お婆さんの言う通り、これは僕がきちんと対処すればいいという、〝僕の仕事〟だ。僕が悩んで、問診して、突き詰めて、薬も変えてみながら確認していけばいい僕の仕事だ。

それにしても……。

同じ金額の診療費をもらっている誰かに対しては、ケチをつけられるんじゃないかと心配になり、片や別の誰かに対しては、どうしたらもっと快方に向かうのか真剣に悩んだりするのはどういうわけだろう？

同じ料金を出しているのにもかかわらず、ある人はケチをつけられない程度のサービスだけが提供され、ある人は思い切り悩んで努力してもらえるという成果に加えて、その分野の専門知識とともに愛情まで提供されるのだ。

消費者が、同じ費用を支払いつつ、より良いサービスを受ける秘訣は、「専門家であるあなたにお任せします」という信頼を装ったプレッシャーにあるのかもしれない。

そんな意味でも、あのお婆さんは、かわいい子犬の皮を被って微笑むキツネなのかもしれない。サービス提供者を無言のプレッシャーで追い込んでは、極上のサービスをひねり出させる賢いキツネ。

でも、そんなキツネだったら僕はいつでも大歓迎だ。

37

謝罪文

「院長、お電話です」

「誰から？」

「患者さんなんですが、院長と直接話がしたいと……」

「……モニターにカルテ映してから電話回して」

診療所で発生するちょっとした事件はスタッフが進んで解決してくれることがほと

んどだ。つまり僕が電話に出なければならないケースとなれば、簡単な案件ではないということだ。だから「院長、電話です」というスタッフの声を聞くと心中穏やかではない、いつでも……。

モニターにカルテが映し出される間、僕は自然に表情がこわばっているのを感じながら受話器を取った。

「はい、もしもし？」

「あ、院長さん？　あのう、私、〇〇〇です」

モニターに映し出されたカルテに、馴染みのあるお婆さんの名前があった。受話器の向こうの声にもやはり、聞き覚えがあった。

「ああ、こんにちは。どうされましたか……？」

「私、毎月、糖尿の薬をもらいに行っとったけど、もう二カ月空いてしまっとるじゃろ」

なるほど、そういうわけか！　つまり、代わりに誰かに取りに行かせるから糖尿の薬を処方してくれとか、あるいは別の病院に移りたいから、これまで飲んでいた薬の名前を教えてくれとか、その手の類のリクエストの電話なんだろう、きっと。

「そうですね、それで？」

「あの、私ねえ、二カ月前に転んで骨盤にヒビ入ってしもうて」

「手術受けたんですか？」

「いや、もう歳が歳だし、ほかの病気も多いじゃろ。手術は怖いから今は家で横になっとるだけよ」

「じゃあ、糖尿の薬は？」

「外科に入院しとった時に〇〇病院でもらった糖尿の薬が三カ月分あるから、とりあえずそれを飲んどるよ」

「そうだったんですか。ご無理なさらずにね。でも、薬はまだ残っていると思いますけど、今日お電話くださった理由は……？」

「ああ、ボケ婆さん！　ごめんなさいね、いらん話ばっかりして。あのう、私、院長さんのところに毎月糖尿の薬をもらいに行っとったじゃろ？　なのに二カ月も空いてしもうて、みなさんに心配させちゃいかんて思って、連絡したんよ。こういう事情があって行けませんでしたって伝えとかにゃと思って」

「わざわざご連絡いただかなくても良かったのに。元気になって来院された時におっしゃってくだされば、それで十分なのに」

「どうしても院長さんに……言いたかったんじゃよ。ひと月以上ずっと横になっとったら、もうこのまま逝ってしまいそうって思って」

「また、もう、縁起でもない……」

「本当じゃよ。骨も全然くっつかんし、どうにかくっついたとしても結局は寝たきりになりそうじゃけ。もう天からお呼びが掛かれば、いつでも行かにゃねえ」

「…………」

「院長さん、今までよく面倒見てくださっとったのに、急にこんなことになって……。院長さんに挨拶もできんまま逝くことになりそうじゃけ、今日電話したんよ」

静かな淡々とした声で、〝これまでありがとう〞と言って電話は切れた。

僕は何ともとれないような声で「はい」と言うしかできなかった。

それからすぐに我に返り、着信した電話番号に急いで折り返した。

僕のことを忘れずに電話してくださってありがとうと、正直、俺がしてあげられたことなんか大してないのに、よく思ってくださっててありがとうと。

そして、早く良くなって診療所に糖尿の薬を取りに来てくださいと……。


しかし、こんなありがたい電話だったにもかかわらず、電話を回すと言うスタッフの言葉にビビっていた情けない僕の心については、結局謝ることはできなかった。おまけに、カルテを見た時、〝ああ、この老人、何を頼むつもりなんだろう〟と、めんどくさいと思う気持ちが先に立ったことへの謝罪も、もちろん伝えることなんてできなかった。

僕がようやくできたことといえば、その申し訳ない気持ちを、せいぜいこんなつたない文章で残すくらいだ。

僕は相変わらず、卑怯な愚か者だ。

#38

プレゼント

数年前のある日、七十代前半の男性が診療を受けに来た。小ざっぱりしたカジュアルな服装に身を包んだその男性は、野球帽を目深に被ったまま診察室の椅子に座った。

「申し訳ない。帽子を取るのが礼儀だとはわかっているのだけど……」

話を聞いてみると、男性の職業は医師で、僕と同じく開業医だった。彼らの年齢の医師の多くがそうであるように、彼もまた町の診療所を運営していたようだ。朝、出勤して夕方に帰宅するという日常を四十年以上にわたって繰り返してきたんだ、という彼の言葉から想像したまでだが。

しかし、ただ〝朝、出勤して夕方に帰る日常の繰り返し〟と簡単に言うが、彼のその数十年がどれほど熾烈《しれつ》で、そして一日一日をどれほど誠実に生きてきたのか、その大変さは四十を超えた程度の僕には想像もできない。

僕が想像できるのは、彼の子どもたちもみんな独立、結婚してそれぞれの家庭を築いてからもずいぶんとたっていて、きっと今は、同年代の奥さんと夫婦水入らずの暮らしを送っていらっしゃるのだろうという程度だ。

しばしの沈黙の後、男性が用心深いながらも淡々とした口調で話し始めた。

実は今年に入り咳がひどくて、二カ月ほど前に検査を受けたところ、肺がんと診断された。手術してもすでに意味をなさないほどの末期であり、手術してもしなくても同じで、今は、せめてもの治療法である抗がん剤治療を受けている、と。

治療の影響で脱毛がひどく、帽子を取ることができずに実に申し訳ないと、男性は重ねて謝った。

彼は、抗がん剤治療の影響で食事もままならず、力が出ないからと点滴を希望し、その後も二、三度は同じような治療のために来院したと思う。

僕は医師の大先輩に接するという気まずさには目をつぶり、ただ、七十代のがん患者の不安をできるだけ軽くしてあげたいと努力した。彼もまた、いち患者として僕に接しようとしていたようだった。

そんなある日、彼が、とある女性の名前が記載されている処方箋を一枚取り出して僕に見せた。彼の奥さんが現在服用しているという、血圧の薬の処方箋のコピーだった。

「ひょっとしてこちらで……妻が今、飲んでいる薬が切れたときに診療してもらうことはできますか?」

きっと、僕の答えがイエスならば、自分の妻に処方するときの参考になるようにとコピーを持参したのだろう。

ほかにも彼の奥さんの症状をいくつか聞かされた。幸い、血圧による合併症などはなく、ただ血圧の管理だけしっかりすればいい状態のようだった。だけど、もし、少しくらい複雑で難しい状況だったとしても、僕は彼の頼みをそう簡単には断れなかったと思う。

*

それからずいぶんと時がたったある日、六十代の女性患者が初診で訪れた。女性は診察室に入るや否や、深々とお辞儀をして挨拶した。それがあまりにも丁寧な挨拶だったので、びっくりした僕も、わけもわからないまま椅子から立ち上がって深々とお辞儀をした。

「二週間ほど前、宅の主人が亡くなりました。実は主人が生前、地図を描き残していきまして。私に、この診療所に行きなさいって」

そう言いながら、タクシー乗り場と一階の薬局、そして市場の入り口が記された手描きの地図とともに〝二階に上がりなさい〟という文字が力強く書かれた一枚の紙を見せてくれた。

それを見て僕はようやく、デスクの引き出しをかき回し、大先輩医師から預かった処方箋のコピーとともに、記憶の片隅にしまい込んでいた記憶を呼び起こした。

＊

それ以降、彼女と僕はひと月に一度、顔を合わせている。幸い、血圧は問題なくコントロールできているし、血圧に伴うほかの問題も見つかっていない。今では最初に診療を受けに来た時よりも、薬の量も減らせている状態だ。その間、血圧とは関係ない別の病気で、大きな病院であれこれと治療や手術を受けたりしたものの、無事に峠も越し比較的健康に過ごしている。

確か去年の秋だったと思う。

いつものように血圧の薬をもらいに来た彼女が、帰り際に言った。

「こんなことをお話しすると変に思われるかもしれませんが……。私ね、院長さんがいてくださって本当に心強いの。何だか主人が私にくれた、最後のプレゼントのような気がして」

僕は返す言葉が見つからなかった。

代わりに僕の頭の中には、あの大先輩医師――いや、あのお爺さんの、ぷっくりふくらんだ顔とその顔を半分覆い隠していた野球帽が思い浮かんだ。

きっと彼自身、十分に予想していたであろう、残りわずかな期限付きの人生。

ひとり残していくことになる妻の血圧の薬の処方を頼める医師を――自分に代わって妻の主治医となる医師を、強い抗がん剤に耐えながら、あちこちと探し歩いていたのだろう。

そんなお爺さんの姿が思い浮かんだ瞬間、僕は目頭が熱くなって、ただ、うなずくしかできなかった。

*

今日も彼女が診療所に来ていた。自宅から一時間以上掛けてわざわざこの遠いところまでやってきて、笑顔で血圧を測り、処方箋を受け取って、相変わらず深々とお辞儀をして帰っていった。

特別な会話なんかなくても、その笑顔だけで僕は胸が一杯で、十分に温かかった。

プレゼントをもらったのは僕の方なのかもしれない。

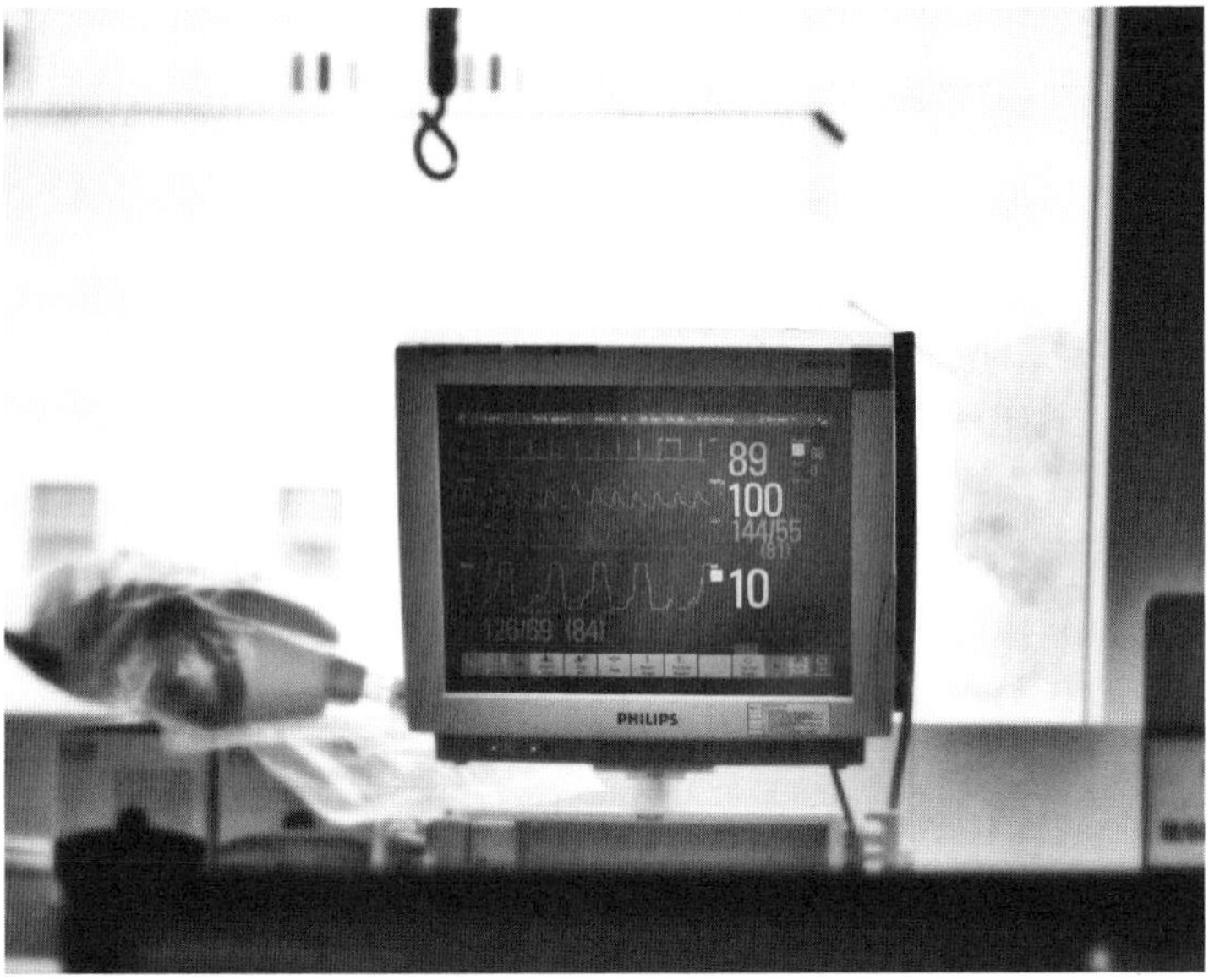
89
100
144/55
10
PHILIPS

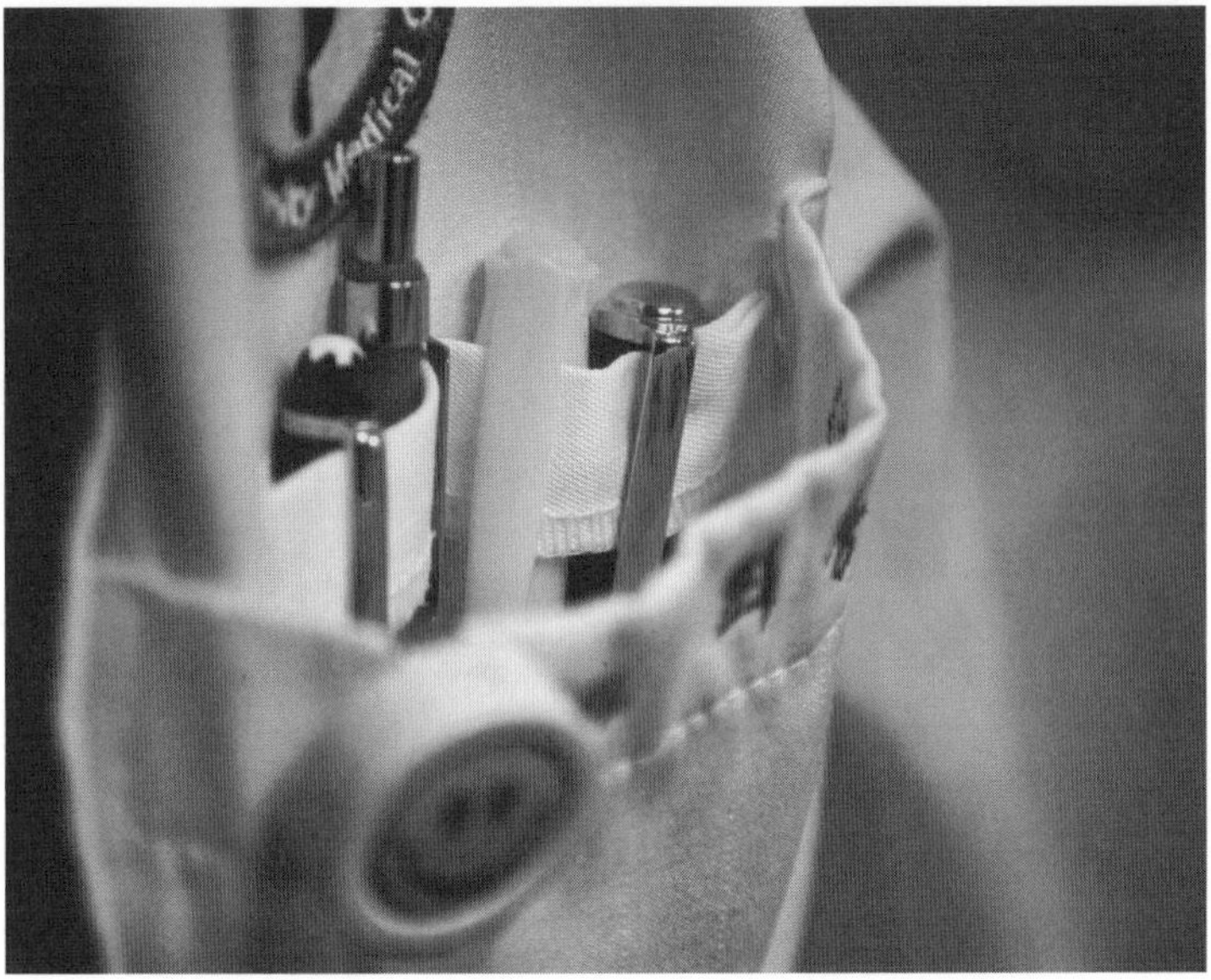
Medical

エピローグ

僕だって大丈夫じゃない だけど本当は、

僕を訪ねてくる人のほとんどが、どこかが痛いとか不自由を感じている人たちだ。僕は彼らが困っていることを聞き出し、気になることを確認し、時に励まし、時に説得する。僕の持てる知識を総動員して、彼らの痛みを少しでも取り除けるよう手助けをする。

目まぐるしい速さで発展していく技術に追いつくために、足を止めることも許されないような時代だ。医療サービスも同様で、技術的な面も以前とは比べ物にならないスピードで変化し続けている。

そんな時代にあっても、誰もが気軽に利用できる町の診療所では、いまだに質問して答えるという昔ながらの触れ合いが診療のすべてだと言っても過言ではない。

だがまれに、この自然で簡単な触れ合いの過程において、ノイズや混線が起こる場合があるのだ。

完治まで一週間以上掛かるだろうと十分に説明して送り出したにもかかわらず、翌日に再び訪れては少しも良くならないと不満を垂れる人がいるかと思えば、ひどい風邪を引いて診療の間ずっと死ぬ死ぬと言っていたくせして、いざ薬を処方する段階では強い薬は出すなと言うような人もいる。保健福祉部と保健公団、審査評価院で定められた基準に沿って診療費を請求しているにもかかわらず、以前よりも値上がりしただの、なんでこんなに高くなっただのと詰め寄ってくる人もいれば、診察室に入るや否や別の病院でもらった処方箋をデスクに投げつけて「同じものを出してくれ」と言う人もいる。こんな状況をすべて書き綴《つづ》ろうとするならば一泊二日の合宿程度じゃ足りないくらいだ。

まったく、触れ合いがなんだってんだ！

爆発寸前のイライラや不満、怒りを抑え込み、人間に対する最低限の期待すら、すっかりあきらめて心を空っぽにして耐え抜かなければならない日も少なくない。そんな時の僕は、笑顔を浮かべてこそいるが本当に笑っているのではない。「そうですね」と言いつつ心から共感しているのでもなく、「また会いましょう」と挨拶しても心の中では「あんたの顔なんか二度と見たくない！」と叫んでいるのだ。

自分の本心と切り離して職務を遂行しなければならない労働を、近頃では〝感情労働〟といい、そしてそんな仕事に従事する人たちのことを〝感情労働者〟と呼ぶ。医師という職業を、頭脳労働者でも肉体労働者でもなく、感情労働者としてカテゴライズすべきか否かを論じようとしているのではない。ただ、医師も人間であるということ、誰もが感じる感情を同じように感じる平凡な人間であるということを言いたいだけだ。

無礼な人に遭遇すると気分を害するし、ありがたい人に遭遇すれば同じようにありがたい気持ちになる。理不尽な理由で腹を立てる人に遭遇すれば、医師だって人の子なのにあんまりだと思うものだ。

問題は、このような感情が、極めて客観的でなければならない医学的な判断を邪魔することもあり得るという点だ。


医師には本人の感情とは関係なく、患者の状態をそのまま評価し、その評価に従って適切かつ合理的に対応しなければならない冷静さが必要だ。

自分の感情を切り離し、職務を遂行しなければならない労働……ともすると、医師の感情的な労働はそこが限界かもしれない。

とにかく、爆発しそうな瞬間や、逆に気が抜けるほどがっかりするような場面に無理して目をつぶり、感情のさざ波が脳細胞の中に入り込まないように耐え忍ぶことは、決して生易しいことではない。

口ではいつも〝大丈夫、人はそんなに簡単に死なないから〟と言っていたって、実際のところ、僕だって大丈夫じゃないときが多いのだ。

そのように大丈夫じゃない僕も、どうにか生きている。

冒頭で書いたような、意思疎通と触れ合い（自然で簡単な、ただお互いにとっての必要事項をやりとりするだけで十分に美しい）が比較的無難に行われている、僕の周りの善良な人々がくれる励ましと感謝の意にどうにか支えられながら――。

そんな彼らと交わす日常的な対話を通して、僕は生きている。

あらゆる雑多な感情の中で生きていかねばならない、この世知辛い世の中にあって、それだけでも十分にありがたい。

そのありがたさだけでも、生きていく理由としては十分であると信じているから。

キム・シヨン

訳者あとがき

ドラマを見終わったような読後感。しかも続きが気になるタイプの。韓国の書店で本作の原著を見つけて少し読み始めたら、その温かな筆致にすぐさま目頭が熱くなった。ああ、マズい。これは買って家で読まないと……。

本書『僕だって、大丈夫じゃない～それでも互いに生かし生かされる、僕とあなたの平凡な日々～』は、韓国のハンミ薬品という製薬会社が青年医師新聞と共同で制定した文学賞「ハンミ随筆文学賞」にて、第18回（2018年）優秀賞を受賞した表題作を含むエッセイ集だ（著者のキム・シヨン医師はその後の第20回大会でも優秀賞を受賞）。

日記を記すのが日課であり趣味でもあるというキム・シヨン医師が、自身のフェイスブックに綴った文章が出版社の編集者の目に留まったことが、書籍化のきっかけだったという。プロローグにも登場する当時の担当編集者は「短い文章だったが、書ける人のものだと直感的にわかって出版の話を持ち掛けた」と語る。

原著の出版は新型コロナウイルスが世界中に感染拡大する前の二〇一九年二月であり、今まとめられるとしたら、また違ったものになっていたのだろうが、この本の中ではコロナなど知る由もなかった〝あの頃〟の日常が綴られている。

書籍化された当時の周囲の反応をキム医師に伺ったところ、実際の出来事を記していることもあり、大々的に公表はせずにいたのだそうだ。しかし、情報通の若い患者にはしっかりバレていて、親子三代で通っているというその若い患者には、家族への口止め料としておやつを渡してしのいだこともあった、と笑い話で答えてくださった。

本書の魅力は、このキム医師の患者との距離感にある。妙に馴れ馴れしくもなく、かといって突き放したりもしない。文章もやたら書きすぎることなくさっぱりとしているのだが、キム医師が町の人たちと接する中で心の距離が次第に縮まっていく様子がじんわりと感じられ、温かい気持ちにさせてくれる。

エッセイの舞台となる診療所は、文中に〝五日市が立つ広場〟などの記載があるため、田舎の山奥を想像する読者も多かったそうだが、実はソウルから程近い、京畿道《キョンギド》のとある町なかにある。Google Mapで検索してみたら（ちょっと検索力のある人なら診療所を探し出せるだろう）高層マンションが立ち並び、診療所の並びにはコンビニや商店が軒を連ねるにぎやかなベッドタウンの様相だ。診療所の入ったビルは確かに若干レトロだが、想像していた建物よりはるかにきれいで驚いた。

本書の韓国語の原題は『괜찮아, 안 죽어［ケンチャナ、アンチュゴ／直訳：大丈夫、死なないから］』である。本文にも記されているとおり、キム医師が相手を安心させるつもりで使っていた切り札のような口癖が原著のタイトルだったが、韓国語の「ケンチャナ、アンチュゴ」という言葉が持つ、どこかひょうひょうとしつつも情のある雰囲気が、日本語に直訳するとうまく伝わらないのではと心配だった。結局、本書の出版に奔走

したキネマ旬報社編集部の鎌田さんが悩みに悩み、現在の『僕だって、大丈夫じゃない』に決定した。

細かなニュアンスもそうだが、本書に書かれた医療システムは日本と違う部分もあるだろう。また、コロナ禍を経た今では、様変わりした部分もあるかもしれない。それでもこの本を読んでいると、隣の国の話だけど、まったく外国の感じがしない。韓国と日本が社会システムや抱えている問題が似ているからということもあるが、人の営み、人が人を思いやる気持ちには国境などないんだという当たり前すぎることを再認識する。

コロナ禍を機に、医療従事者を始めとする日常を支えてくれている人々への感謝、人とのつながりやコミュニケーションの大切さを再認識した私たち。そんな私たちの胸に、本書に綴られたエピソードはきっと、以前よりもっと沁み入るだろう。

二〇二一年 四月 訳者 岡崎暢子

［著者］ **キム・シヨン**

韓国の片田舎に位置する、五日市が立つ広場の傍らで診療所を営む医師。医大で学んだ後、人命救助の最前線に身を置きたくて、長い間ERと霊安室の間を右往左往する。十数年前、何の因果か町医者となり、緊迫していた前職とは打って変わった平和な場所に身を置く日常に。子どもの頃から暇を見つけては書いていた日記を再び綴り始めたところ、またもや何の因果かそれらの文章がハンミ随筆文学賞を受賞し、出版されることになる。お婆さんたちの荒れた手を握りながら、「いい加減にお仕事を引退したらどうですか？」と言うのが現在の仕事であり、帰宅して家族と二匹の犬と触れ合うのが日々の楽しみで、この退屈で平凡な日常の中に時折感じる幸せを忘れないように記録するのが趣味である。

［訳者］ **岡崎暢子**（おかざき・のぶこ）

韓日翻訳家・編集者。韓国人留学生向けフリーペーパーや韓国語学習誌、韓流ムック、翻訳書籍などの編集を手掛けながら翻訳に携わる。訳書に『あやうく一生懸命生きるところだった』『今日も言い訳しながら生きてます』（ダイヤモンド社）、『頑張りすぎずに、気楽に お互いが幸せに生きるためのバランスを探して』（ワニブックス）、『1cmダイビング 自分だけの小さな幸せの見つけ方』（宝島社）、『自分をすきになる こころの練習帳』（小学館）などがある。

僕《ぼく》だって、大《だい》丈《じょう》夫《ぶ》じゃない
～それでも互《たが》いに生《い》かし生《い》かされる、僕《ぼく》とあなたの平《へい》凡《ぼん》な日《ひ》々《び》～

2021年6月22日　初版第1刷発行

著者 ―――――― キム・シヨン
訳者 ―――――― 岡崎暢子
ブックデザイン ―― 杉山健太郎
本文DTP ―――― 新井田晃彦（有限会社 共同制作社）
校正 ―――――― 麦秋新社

発行人 ――――― 星野晃志
編集人 ――――― 鎌田亜子
発行所 ――――― 株式会社キネマ旬報社
〒104-0061
東京都中央区銀座5-14-8　銀座ワカホビル5階
TEL. 03-6268-9701（代表）
FAX. 03-6268-9713
https://www.kinejun.com/

印刷・製本 ―――― 株式会社 光邦

ISBN 978-4-87376-474-0